Chad Lejeune

Gut leben – mit kleinen und großen Sorgen

Chad Lejeune

Gut leben – mit kleinen und großen Sorgen

Das Übungsbuch

Aus dem amerikanischen Englisch
von Maren Klostermann

Kreuz

Bibliografische Information der Deutschen Bibliothek
Die Deutsche Bibliothek verzeichnet diese Publikation in der Deutschen Nationalbibliografie; detaillierte bibliografische Daten sind im Internet über http://dnb.ddb.de abrufbar.

Die amerikanische Originalausgabe ist erschienen unter dem Titel: »The Worry Trap. How to Free Yourself from Worry & Anxiety Using Acceptance & Commitment Therapy« im Verlag New Harbinger Publications, Inc.

Postfach 80 06 69, 70506 Stuttgart

www.kreuzverlag.de

Umschlaggestaltung: init, Büro für Gestaltung, Bielefeld
Umschlagbild: © plainpicture/Simply North
Satz: de·te·pe, Aalen
Druck: CPI – Clausen & Bosse, Leck

ISBN 978-3-7831-3167-3

Inhalt

Vorwort

Der menschliche Geist hat sich entwickelt, um Schaden zu verhindern, nicht um subjektive Gefühle des Wohlbefindens, des Glücks oder der Ganzheit zu fördern. Die ersten Menschen, die sich vor 50 000 Jahren an eine zerbrechliche Existenz klammerten, schienen für den Überlebenskampf schlecht gerüstet. Sie hatten weder große Zähne wie der Löwe noch flinke Beine wie der Gepard. Sie waren weder so stark wie der Gorilla noch so gut geschützt wie die Schildkröte. Doch sie hatten Verstand, und das erwies sich als entscheidend.

Der Einsatz unserer Verstandeskräfte zur Abwehr von Gefahren erfordert die Fähigkeit, drei Dinge zu tun: Kategorisieren, Vorhersagen und Bewerten. Um unseren Kopf für die Lösung von Problemen zu nutzen, müssen wir unsere Sinnbilder für Ereignisse und deren Merkmale so behandeln, als wären diese Bilder und die, die von ihnen wachgerufen werden, die Ereignisse selbst. Wir können uns eine schwierige Situation so lebhaft und so detailliert vorstellen, als wären wir ihr tatsächlich ausgesetzt. Als Nächstes können wir uns ausmalen, was wir tun würden und welche Folgen unser Handeln wahrscheinlich nach sich ziehen würde. Und schließlich können wir diese Ergebnisse mit anderen Ergebnissen vergleichen, zu denen wir durch anderes Handeln gelangen würden. All das gelingt uns durch den Gebrauch von Bildern – wir können diese ganzen Fähigkeiten einsetzen, ohne uns ein einziges Mal aus unserem Sessel zu erheben.

Es ist eine eindrucksvolle Leistung. Und sie verschaffte unserer Spezies einen Überlebensvorteil. Durch diese Fähigkeiten waren wir in der Lage, uns vorzustellen, was uns bei unseren Streifzügen durch die Savanne geschehen könnte. Wir konnten die Bedingungen, unter denen der Löwe uns angreifen oder der Gepard uns über den Haufen rennen würde, kategorisieren. Wir konnten Waffen entwickeln, Pläne schmieden und Methoden austesten, die den Menschen nach und nach in eine relativ sichere Position brachten. Wir waren nicht darauf angewiesen, dies durch simples Herumprobieren oder rein instinktiv zu tun. Wir konnten alles in Gedanken durchspielen und logische Schlussfolgerungen ziehen.

Nach den Erkenntnissen der wissenschaftlichen Forschungen, auf denen der in diesem Buch beschriebene klinische Ansatz beruht, entwickeln sich diese Fähigkeiten beim Menschen bereits in früher Kindheit und sind von zentraler Bedeutung für seine intellektuellen Fähigkeiten und ein erfolgreiches Verhalten. Doch sie haben auch eine Schattenseite. Diese Fähigkeiten, die so zentral für unseren individuellen und kollektiven Erfolg sind, haben sich entwickelt, damit wir Gefahren vorbeugen können, nicht um das subjektive Wohlbefinden zu fördern. Dieselben Fähigkeiten, die uns erlauben, reale Probleme zu visualisieren und zu lösen, können uns sehr unglücklich machen, wenn wir ihnen in jeder Situation freien Lauf lassen. Unsere Vorstellungskraft kann Bedrohungen übertreiben, endlose »Probleme« konstruieren oder uns ständige Wachsamkeit aufzwingen. Letztendlich kann sich die wirkungsvolle Waffe eines scharfen Verstandes gegen ihren Besitzer richten.

Wenn sich unsere Verstandeskräfte in dieser Form gegen uns richten, geraten wir sozusagen in den Würgegriff unseres eigenen Denkvermögens. (Das englische Wort »worry«, Sorge, bedeutete ursprünglich »töten« oder »würgen«.) Wir können uns leicht in einer Vorstellungswelt verlieren, die so beherrschend ist, dass es scheint, als sei sie das wirkliche Leben. In diesem Zustand übernimmt unsere Vorstellungskraft die Herrschaft über uns und unser Leben.

Glücklicherweise entschlüsseln wir derzeit, wie das geschieht und was wir dagegen tun können. Dieses Buch stellt die Abläufe dar, die nach den Erkenntnissen wissenschaftlicher Forschung besonders hilfreich sind, damit wir unser Denken unter Kontrolle bringen und es nutzen können, anstatt von ihm benutzt zu werden.

Früher ging man davon aus, dass wir unser Denken in dem Sinne kontrollieren müssten, dass wir seinen *Inhalt* richtig organisieren und ordnen. Wie sich herausstellt, ist das nicht zutreffend. Genau genommen verstärkt es häufig die gedankliche Überaktivität, weil genau dieser Prozess, der Versuch, das Denken zu kontrollieren, äußerst vorhersagend und wertend ist. Es ist, als würde man versuchen, erfolgreich Diät zu halten, indem man ständig isst, damit das Essen aus dem Haus verschwindet. Es kann nicht funktionieren: Wenn der Prozess das Problem ist, wird der Prozess keine Lösung hervorbringen. Um die Kontrolle über unser Denken zu erlangen, müssen wir vielmehr lernen, uns von dem Irrtum zu lösen, dass unsere Sinnbilder für Ereignisse und die davon wachgerufenen Bilder mit den tatsächlichen Ereignissen identisch seien. Wer innere Gelassenheit anstrebt, muss lernen, wie er gelassen aus dem lärmenden Malstrom der Vorhersagen und Bewertungen hinaustreten kann.

Das vorliegende Buch zeigt Ihnen, wie Sie das tun können. Es verbindet auf kreative Weise traditionelle Werkzeuge wie Entspannungstechniken und neuere Mittel wie Akzeptanz, Achtsamkeit und Werte. Diese Kombination funktioniert, weil diese Methoden alle auf ein gemeinsames Ziel ausgerichtet und Teil eines einzigen zusammenhängenden Modells sind – der Akzeptanz- und Commitment-Therapie (ACT).

ACT ist nicht so sehr eine spezielle Technik als vielmehr ein Ansatz. ACT lehrt, wie man aus dem Fluss seiner Gedanken hinaustreten und anfangen kann, richtig zu leben. Der Autor erklärt dieses Modell auf leicht verständliche, umfassende Weise. Er stellt Ihnen praktische Aufgaben, keine Denkaufgaben. Er geht auf mögliche Schwierigkeiten damit ein und leitet Sie behutsam durch sie hindurch.

Dieses Buch handelt weniger davon, wie Sie Ihre Sorgen loswerden, als vielmehr davon, wie Sie Ihr Leben verändern können. Es geht darum, dass Sie die Kontrolle über Ihr Leben zurückgewinnen, indem Sie den vergeblichen Versuch aufgeben, die Inhalte dieses sprachbegabten Organs zwischen Ihren Ohren zu kontrollieren. Es geht darum, die Kontrolle des Unkontrollierbaren aufzugeben und stattdessen anzufangen, wirklich zu leben. Jetzt.

Steven C. Hayes

Einleitung

Was sind Sorgen?

Sybille sorgt sich

Bei Sybille scheint alles gut zu laufen. Als stellvertretende Leiterin eines Weingroßlagers bezieht sie ein gutes Gehalt. Ihre flexible Arbeitszeit hat es ihr ermöglicht, Kurse am College zu belegen, und in einigen Monaten wird sie ihren Bachelor-Abschluss machen. Sybille plant, sich einige Zeit frei zu nehmen und sich im Laufe des kommenden Jahres für die Zulassung zum Jurastudium zu bewerben. Sie ist mit Winston, einem sympathischen, warmherzigen Mann verlobt, den sie innig liebt. Sybille hat Geld auf der Bank, erfreut sich bester Gesundheit, hat einen großen Freundeskreis und noch ihr ganzes Leben vor sich. Warum ist sie dann so unglücklich?

Sybille macht sich Sorgen. Sie hat Angst, ihren Abschluss nicht zu schaffen. Sie hat zwar in ihrer vierjährigen Collegezeit stets nur die allerbesten Noten geschrieben, aber was ist, wenn in den letzten Monaten noch irgendetwas schiefgeht und sie ihren Abschluss nicht machen darf? Was ist, wenn sie doch noch in irgendeinem Fach durchfällt? Was ist, wenn sie ernsthaft erkrankt oder einen Unfall hat und die Ausbildung ganz abbrechen muss? Dann ist da noch die Sache mit dem Jurastudium. Sybille ist sich nicht sicher, ob sie sich wirklich bewerben soll.

Zu Beginn des Jahres hat sie die angebotenen Studiengänge aller möglichen juristischen Fakultäten durchforstet und sich von den zahllosen Möglichkeiten so erschlagen gefühlt, dass sie schließlich entschieden hat, die Bewerbung noch ein weiteres Jahr aufzuschieben. Winston hat volles Verständnis für sie, doch in Bezug auf Winston gibt es ein weiteres Problem. Wenn sie im nächsten Frühjahr vollauf damit beschäftigt ist, sich an verschiedenen juristischen Fakultäten zu bewerben, irgendwo angenommen wird und dann im Sommer umzieht, müssten sie die Hochzeit wohl schon im Winter feiern. Sybille hat sich immer vorgestellt, dass sie im Frühjahr heiraten würde. Würde eine Hochzeit im Winter wirklich genauso schön sein? Oder würden sie am Ende vielleicht bedauern, dass sie nicht gewartet hatten?

Jedes Mal, wenn Winston das Thema Hochzeitsplanung anspricht, weicht Sybille aus. Wenn sie an die Hochzeit denkt, macht sie sich Sorgen wegen ihres Gewichts. Wahrscheinlich wird sie in dem Brautkleid, das sie sich ausgesucht hat, wie ein Nilpferd aussehen. Und dann ist da ja auch noch ihre Kündigung im Weinlager. Sybille fürchtet, dass ihr Chef ein Riesentheater machen wird, wenn sie aufhört. Tagsüber grübelt Sybille über ihre weitreichenden Sorgen nach und nachts rauben sie ihr den Schlaf. Sie fängt sogar an, sich Sorgen um ihre Gesundheit zu machen. Sie fühlt sich in letzter Zeit erschöpft und gerät leicht außer Atem. Wird sie überhaupt den Weg durch die ganze Kirche und bis zum Traualtar schaffen?

Was sind Sorgen?

Sybilles Sorgen mögen ein bisschen übertrieben erscheinen, aber die meisten Menschen durchlaufen gelegentlich Phasen, in denen sie sich mit Sorgen und Ängsten wegen eines oder mehrerer Lebensbereiche herumschlagen. Die Besorgnis ist die kognitive Komponente der Angst. Sorgen sind meistens auf die Zukunft und auf vorweggenommene Probleme oder negative Ereignisse gerichtet und nehmen in unserem Kopf normalerweise die Form von »Was ist wenn …?«-Fragen an. Sorgen sind nicht sosehr eine Reaktion auf etwas, das tatsächlich geschieht, als vielmehr eine Reaktion auf etwas, das geschehen *könnte*. Da nahezu alles geschehen könnte, ist das Potenzial für Sorgen praktisch grenzenlos!

Wann sind Sorgen übertrieben?

Dass man sich gelegentlich Sorgen über wichtige Lebensereignisse macht, ist normal, vor allem in Umbruchs- oder Übergangsphasen. Doch bei einigen Menschen beherrschen die Sorgen das gesamte Leben. Wie Sybille verbringen sie viele wache Stunden damit, über all die Dinge nachzugrübeln, die schiefgehen können. Sie machen sich Sorgen darüber, was zu Hause oder bei der Arbeit geschehen oder was ihnen selbst oder geliebten Angehörigen zustoßen könnte. Manche stellen sogar fest, dass sie sich Sorgen machen, weil sie sich Sorgen machen, und fragen sich, wo das alles enden soll. Häufig ist diese übertriebene Sorge mit ständiger Angst und Unruhe verbunden. Diese ganze Anspannung kann zu Muskelschmerzen, Magenbeschwerden, Erschöpfung, Konzentrationsstörungen oder Schlafproblemen führen. Falls Sie sich in dieser Beschreibung wiedererkennen, kann dieses Buch Ihnen helfen.

Der Preis der Sorge

Menschen, die sich viele Sorgen machen, neigen zu der Überzeugung, dass dies in gewisser Weise hilfreich ist – ein Thema, das in Kapitel 1 ausführlich behandelt wird. Doch was weiß man über die konkreten Folgen von Sorgen? Neben den bereits erwähnten körperlichen Problemen, die durch übertriebene Besorgtheit entstehen können, löst sie oft auch soziale, emotionale und verhaltensbezogene Probleme aus. Die Gereiztheit und Unruhe, die mit ständiger Sorge einhergehen, können sich negativ auf private und berufliche Beziehungen auswirken. Wer sich Sorgen um nahestehende Menschen macht, neigt oft dazu, auf übertriebene Weise nachzufragen, ob alles in Ordnung ist, oder sich auf andere Weise »rückzuversichern«, was zu einem Problem in der Beziehung wird. Wer unter chronischen Sorgen und der damit einhergehenden Angst leidet, fühlt sich oft emotional erschöpft und deprimiert. In dem Versuch, die quälenden Gedanken abzustellen, verschlimmern manche Menschen diese Probleme durch Alkohol oder andere Drogen.

Sorgen können sich auch darauf auswirken, wie produktiv und erfolgreich wir bei der Verfolgung beruflicher und privater Ziele sind. Wer zu übersteigerter Besorgnis neigt, denkt viel über mögliche negative Ereignisse in der Zukunft nach. Das hindert ihn daran, Probleme in der Gegenwart zu lösen und Entscheidungen zu treffen, und führt häufig zu vermeidenden und zögernden Verhaltensmustern. Chronisch besorgte Menschen sind nicht inaktiv im eigentlichen Sinn. Tatsächlich legen sie häufig eine nervöse, überaus emsige Betriebsamkeit an den Tag. Doch diese ganze Aktivität ist oft nicht geordnet und nicht darauf ausgerichtet, bestimmte Ziele zu erreichen oder Probleme in Angriff zu nehmen. Zu solchen unproduktiven Verhaltensweisen gehört nicht nur, dass man nervös mit dem Fuß tappt oder unruhig auf und ab tigert, sondern auch dass man ständig kontrolliert und abermals kontrolliert, ob Aufgaben erledigt oder korrekt beendet wurden, oder dass man immer wieder umfangreiche Checklisten durchgeht. Leute, die sich ständig Sorgen machen, stellen fest, dass die Sorgen einen Großteil ihrer Zeit und Energie aufzehren, so dass ihnen wenig Kraft für ein produktives Handeln übrig bleibt. Sie sind ständig in Bewegung, aber sie kommen nirgendwo an.

Gebrauchsanleitung für dieses Buch

Das vorliegende Buch wendet sich an Menschen, die unter übersteigertem Sich-Sorgen leiden und etwas dagegen tun möchten. Der vorgestellte Ansatz beruht größtenteils auf einem Behandlungsmodell, bei dem die Akzeptanz des inneren Erlebens und ein engagiertes, wertorientiertes Handeln im Mittelpunkt stehen – auf der sogenannten Akzeptanz- und Commitment-Therapie (ACT), die von dem Psychologen Steven Hayes und seinen Mitarbeitern entwickelt wurde. Im vorliegenden Buch sind die zentralen Konzepte von ACT zu einem Ansatz zusammengefügt, durch den Sie Schritt für Schritt lernen können, Sorgen und Ängste zu bewältigen. Da die vorgestellten Konzepte logisch aufeinander aufbauen, sollte man der Reihe nach vorgehen, also die Kapitel nacheinander lesen und nicht zwischen einzelnen Kapiteln hin- und herspringen.

Da viele der Ideen, aus denen sich ACT zusammensetzt, zudem sehr subtil sind, ist dieses Buch so angelegt, dass es sowohl ein erlebnisorientiertes als auch ein verbales Verständnis der vorgestellten Begriffe vermittelt. Aus diesem Grund ist es wichtig, die Übungen in der dargebotenen Reihenfolge durchzuführen; sie sollen die präsentierten Konzepte unmittelbar veranschaulichen und sie für den Leser real machen. Viele der Übungen eröffnen zudem die Möglichkeit, Fähigkeiten zur Bewältigung von Sorgen und Ängsten zu entwickeln und einzuüben, die Sie später praktisch anwenden können. Die effektivste Lösung für jedes Problem ist immer die, die man bereit ist, in die Tat umzusetzen: Also – machen Sie die Übungen!

Halten Sie einen Notizblock oder ein Tagebuch bereit, damit Sie Notizen beim Lesen machen und auch die Sorgen aufschreiben können, die Ihnen durch den Kopf gehen, wenn Sie zu den Beobachtungsübungen in Kapitel 4 kommen. Bei der Durchführung dieser Übungen werden Sie feststellen, dass Sie bei einigen die Augen schließen sollen. Da dies das Lesen der Instruktionen naturgemäß erschweren kann, empfiehlt es sich, eine Person ihres Vertrauens zu bitten, Ihnen die Anweisungen laut vorzulesen. Alternativ können Sie die Instruktionen auch auf Band sprechen und abspielen.

Offenheit für neue Ideen und Vorgehensweisen erfordert immer eine ordentliche Portion Mut. Denn auch wenn unsere gewohnten Methoden nicht funktionieren, haben sie doch zumindest den Vorteil, dass sie uns vertraut sind, und kommen uns deshalb häufig richtig vor. Ich freue mich, dass Sie den Mut aufbringen, etwas Neues zu wagen!

Kapitel 1

Welchen Nutzen ziehen Sie aus der Sorge?

Wer dieses Buch liest, hat wahrscheinlich eine ziemlich genaue Vorstellung davon, was Sorgen sind und wie man sich welche macht, aber haben Sie je überlegt, *warum* Sie sich Sorgen machen? Welchen Zweck erfüllen die Sorgen in Ihrem Leben? Welchem Ziel dienen sie?

Die nützlichen Aspekte der Sorge

Die meisten Menschen, die sich übermäßig sorgen, tun das, weil sie insgeheim überzeugt sind, dass es in gewisser Weise nützlich ist. Solange man glaubt, dass Besorgtheit hilfreich ist, schreckt man wahrscheinlich vor Veränderungen zurück. Betrachten wir einmal einige der scheinbar hilfreichen Wirkungen.

Sorge als Planung und Problemlösung

Manche Menschen verwechseln übertriebenes Sich-Sorgen mit Planen oder Problemlösen. Da die letztgenannten Fähigkeiten von wesentlicher Bedeutung sind, um in der Welt voranzukommen, glaubt die Person, die sich Sorgen macht, dass sie etwas Nützliches und Produktives tut. Wissenschaftler haben allerdings festgestellt, dass Menschen, die sich in übertriebene Besorgtheit verstricken, in Wahrheit weniger fähig sind, Probleme zu lösen, als Menschen, die sich seltener grämen. Dieses Buch hilft Ihnen, zwischen produktivem Planen oder Problemlösen einerseits und unproduktiver Sorge andererseits zu unterscheiden. *Sorge*, wie sie im vorliegenden Buch definiert wird, ist jeder Denkprozess, der mit Angst einhergeht, und ist von Natur aus unproduktiv.

Sorge als Motivationskraft

Viele Menschen würden auf die Frage: »Was nützt es, sich Sorgen zu machen?«, eine Antwort geben wie: »Es hilft, den inneren Schweinehund zu überwinden und sich zum notwendigen Handeln aufzuraffen.« Forschungsergebnisse deuten jedoch darauf hin, dass das Gegenteil zutrifft. In zahlreichen Studien wurde nachgewiesen, dass der Prozess des Sorgenmachens im Grunde mit einem eingeschränkten und ineffektiven Verhalten verbunden ist. Ironischerweise neigen chronisch besorgte Menschen eher zu einem vermeidenden und zögerlichen Verhalten als zu einem wirkungsvollen, produktiven Handeln (Borkovec, Hazlett-Stevens und Diaz 1999). Die übertriebene Ausrichtung auf die Zukunft führt zu einer eingeschränkten Wahrnehmung der Gegenwart und steht im Zusammenhang mit schlechteren Leistungen bei einer Vielzahl von Aufgaben (Metzger et al. 1990).

Sorge als Kontrolle über das Unkontrollierbare

Man kann Sorge auch als einen hauptsächlich innerlichen, sprachlichen Versuch auffassen, Kontrolle über etwas zu erlangen, was im Grunde nicht kontrollierbar ist. Ein gleichbleibendes Ergebnis von Studien über chronisch besorgte Menschen ist, dass sie verglichen mit anderen Personen eine geringere Toleranz für Ungewissheit haben (Dugas et al. 1998). Indem man sich auf die Zukunft konzentriert und die schlimmsten Szenarien vorwegnimmt, versucht man, die Ungewissheit durch die Ausübung einer imaginären Kontrolle über künftige Ereignisse zu verringern. Damit verbunden ist häufig eine abergläubische Überzeugung nach dem Motto: »Wenn ich mir Sorgen über dieses Ereignis mache, verhindere ich, dass es eintritt.« Psychologen bezeichnen das als »magisches Denken«. In Kapitel 4 werden wir genauer betrachten, wodurch sich Sorge von Planung und Problemlösung unterscheidet. Während echte Problemlösung und Planung wichtig und hilfreich sind, ist der Versuch, durch Sorge Einfluss auf die Zukunft zu nehmen, nicht nur illusorisch, sondern tatsächlich schädlich. Der Wunsch nach Kontrolle fühlt sich an, als sei er Teil der Lösung, ist aber häufig Teil des Problems. Der Schwerpunkt dieses Buches liegt darauf, Ihnen zu helfen, dieses Bedürfnis nach einer Kontrolle des Unkontrollierbaren abzulegen, indem Sie mehr Akzeptanz für die Ungewissheit der Zukunft entwickeln und sich darauf konzentrieren, die notwendigen Handlungsschritte in der Gegenwart zu unternehmen, um das Leben zu führen, das Sie sich wünschen.

Sorge und Angst

Wenn wir besorgt sind, erinnern wir uns selbst immer wieder an reale oder eingebildete Gefahren für unsere Sicherheit und unser Wohlergehen. Der menschliche Körper reagiert auf jede wahrgenommene Bedrohung mit einer automatischen Reaktion, die die meisten Menschen als Furcht oder Angst erkennen. Bei häufigem Sich-Sorgen versetzt die damit verbundene Vorwegnahme von Problemen und negativen Ergebnissen den Körper immer wieder in diesen Krisenzustand. Da die Besorgtheit häufig nicht zu irgendeiner konkreten Aktivität führt, bleiben dieses erhöhte Energieniveau und die Anspannung im Körper als Stress bestehen. Mit der Zeit kann dies zu einer Reihe von körperlichen Problemen führen, einschließlich chronischer Muskelschmerzen, hohem Blutdruck und einer Fülle weiterer Erkrankungen. Ein wesentlicher erster Schritt auf dem Weg zu Veränderungen besteht darin, dass man das Wesen der Angst und ihre Beziehung zum Kontrollbedürfnis, das dem Sich-Sorgen zugrunde liegt, versteht.

Die Kampf-oder-Flucht-Reaktion

Angst gehört nicht nur zum Leben, sie ist entscheidend für unser Überleben als Individuum und als Spezies. Die automatische Reaktion auf Bedrohungen gibt uns die Möglichkeit, die notwendigen Maßnahmen zu ergreifen, wenn echte Gefahren auftauchen. Diese häufig auch als »Kampf-oder-Flucht-Erregung« bezeichnete Angst umfasst eine Reihe von körperlichen Veränderungen, die uns darauf vorbereiten, sofort zu handeln, um eine Bedrohung oder Krise abzuwenden. Die Kampf-oder-Flucht-Reaktion wird von einem Teil des Nervensystems, dem sogenannten Sympathikus, gesteuert. Ihre Ursprünge gehen auf eine Zeit zurück, in der die Menschen in enger Nachbarschaft mit Raubtieren in dicht bewaldeten Landschaften lebten.

Stellen Sie sich vor, ein Frühmensch macht einen Spaziergang in seiner Urwaldumgebung. Plötzlich hört er ein Rascheln hinter sich. Er dreht sich um und sieht eine Bewegung im Unterholz. Dann ein aufblitzendes Orange im grünen Blattwerk – der gefürchtete Säbelzahntiger! Fast im selben Moment, in dem seine Augen die Bewegung registriert haben, deutet das Gehirn unseres Frühmenschen das aufblitzende Orange als »Gefahr« und sendet eine Alarmmeldung an den übrigen Körper. Dieser Alarm, der von chemischen Botenstoffen wie Adrenalin übermittelt wird, löst mehrere körperliche Veränderungen aus. Das Herz fängt an, schneller und stärker zu schlagen, was den Blutdruck erhöht. Das sorgt für eine erhöhte Blutzufuhr in den großen Armmuskeln (Vorbereitung auf »Kampf«) und in den Beinen (Vorbereitung auf »Flucht«). Viele dieser Muskelgruppen spannen sich in Erwartung der Aktivität an. Gleichzeitig wird der Blutstrom von der Hautoberfläche sowie von den Fingern und Zehen weggeleitet, was zu Blässe, Kribbeln und »kalten Füßen« führen kann. Für den Fall, dass Mister Tiger seine Säbelzähne tatsächlich in Mister Mensch versenkt, sorgt dies dafür, dass Letzterer nicht so schnell verblutet.

Die Atmung unseres Frühmenschen verändert sich ebenfalls von langsamen Atemzügen, die aus der Bauchgegend kommen, zu schnellen Atemzügen im oberen Brustbereich. Dadurch wird mehr Sauerstoff zu den Muskeln transportiert. Leider führt diese Art von Atmung auch zu Schwindel und Hitzewallungen, vor allem wenn unser Frühmensch sich gar nicht von der Stelle rührt. Während der Alarm weiterhin schrillt, erweitern sich seine Pupillen, um mehr Licht hineinzulassen, damit er mögliche Fluchtwege besser erkennen kann. Außerdem fängt er an zu schwitzen, was ihn nicht nur vor Überhitzung bewahrt, sondern auch bewirkt, dass er glitschig und schwerer zu fangen wird. Nur für den Fall, dass er auf die Idee kommen sollte, einen kleinen Snack einzunehmen, bevor er losrennt, macht schließlich auch sein gesamtes Verdauungssystem dicht, von den Speicheldrüsen (trockener Mund) bis zum Magen-Darm-Trakt (Übelkeit oder Verstopfung).

All diese körperlichen Veränderungen zielen darauf, unserem Helden dabei zu helfen, entweder mit dem Tiger zu kämpfen oder die Beine in die Hand zu nehmen. Wenn er eines von beidem tut und die Gefahr real ist, hat die Kampf-oder-Flucht-Reaktion ihm gute Dienste erwiesen. Wenn das aufblitzende Orange sich als harmloses Kätzchen und nicht als der erwartete Tiger erweist, bleibt hingegen nur ein angespanntes, blasses, schwitzendes Häufchen Elend mit Verstopfungsproblemen zurück.

Kampf oder Flucht in der heutigen Welt

Obwohl wir nicht mehr im Wald leben, reagiert unser Körper immer noch auf die gleiche Weise auf wahrgenommene Gefahren. Gelegentlich ist diese Reaktion nach wie vor hilfreich. Sie funktioniert zum Beispiel sehr gut, wenn man aus einem brennenden Gebäude fliehen muss, ist aber weniger nützlich, wenn man nur rechtzeitig seine Steuererklärung abgeben, zusammenhängend auf eine komplexe Frage antworten oder unbedingt Milch kaufen muss. Da so viele der wahrgenommenen Bedrohungen, auf die wir in der heutigen Welt stoßen, weder nach Kampf noch nach Flucht verlangen, bleiben wir häufig in einem Zustand permanenter Erregung zurück und haben nur begrenzte Möglichkeiten, die aufgebaute Spannung freizusetzen. Wenn der Körper häufig oder für längere Zeit in diesen Erregungszustand gerät, entwickeln sich die unterschiedlichsten Probleme. Muskelverspannungen, Unruhe, Konzentrationsschwierigkeiten, ständige Müdigkeit, Schlafstörungen und Reizbarkeit sind nur einige der unangenehmen Folgen, die mit dieser Art von chronischer Übererregung verbunden sind.

Kampf oder Flucht & Kontrolle

Es ist wichtig, sich bewusst zu machen, dass die Kampf-oder-Flucht-Reaktion automatisch erfolgt und häufig unsere erste Reaktion auf ein Problem ist. Der Reaktion inhärent ist der Drang, *etwas zu tun*. Auf diese Weise spiegelt sich in der Kampf-oder-Flucht-Erregung das instinktive Bedürfnis wider, Kontrolle über die Umwelt zu erlangen. Das kann nützlich sein, wenn eine Notwendigkeit zu handeln besteht. Wenn nicht, wie beim unproduktiven Sorgenmachen, wird das instinktive Bedürfnis nach Kontrolle problematisch.

Generalisierte Angststörung

Wer über einen längeren Zeitraum unter übermäßiger Angst und Sorge leidet, erfüllt möglicherweise die Kriterien für einen Zustand, der als *Generalisierte Angststörung* bezeichnet wird (GAS). GAS gilt als die elementarste Angststörung, und Studien über ihre Verbreitung haben ergeben, dass etwa fünf Prozent der Menschen in irgendeiner Phase ihres Lebens die Kriterien für eine GAS erfüllen. Erst als die American Psychiatric Association 1993 die vierte Ausgabe des *Diagnostics und Statistical Manual of Mental Disorders* (DSM-IV) veröffentlichte, wurde eine übermäßige und unkontrollierbare Sorge eindeutig als das zentrale Erkennungsmerkmal der GAS definiert. Seither forscht man intensiv nach den Ursachen pathologischer Sorge und nach möglichen Behandlungsansätzen. Laut DSM-IV sind die Kriterien für eine GAS erfüllt, wenn jemand

1. den überwiegenden Teil seiner Zeit unter übermäßiger Angst und Sorge wegen verschiedener Ereignisse oder Aktivitäten leidet und sich länger als sechs Monate in diesem Zustand befindet;
2. Schwierigkeiten hat, die Sorgen unter Kontrolle zu halten;
3. drei oder mehr der folgenden Symptome in Verbindung mit der Besorgtheit zeigt:

   - Ruhelosigkeit oder ständiges »auf dem Sprung sein«
   - leichte Ermüdbarkeit
   - Konzentrationsprobleme
   - Reizbarkeit
   - Muskelspannung
   - Schlafstörungen

Zu den Diagnosekriterien für die GAS gehört zudem, dass die Sorge nicht ausschließlich auf die Symptome einer anderen Störung konzentriert ist (zum Beispiel nur die Sorge über eine Gewichtszunahme wie bei der Magersucht oder nur die Sorge, an einer schweren Krankheit zu leiden, wie bei der Hypochondrie). Die Angst und Sorge oder die körperlichen Symptome müssen in klinisch bedeutsamer Weise Belastungen oder Einschränkungen bei wichtigen alltäglichen Funktionsbereichen verursachen. Schließlich wird eine GAS nur diagnostiziert, wenn keine anderen, wahrscheinlicheren Erklärungen für die Probleme vorliegen, wie Drogen- oder Medikamentenkonsum oder andere körperliche oder psychische Erkrankungen.

Wenn das Sorgenmachen »generalisiert« ist

Anstatt sich für längere Zeit auf ein bestimmtes Sorgenthema zu konzentrieren, springen Menschen mit GAS häufig von einem Thema zu nächsten. Wenn die Angst wegen Thema A unerträglich wird, flüchtet die Person offenbar vor dieser Angst, indem sie zur Besorgnis wegen Thema B wechselt. Menschen mit GAS verstricken sich auch leicht in eine *Meta-Besorgnis*, was bedeutet, dass sie sich Sorgen machen, weil sie sich Sorgen machen. Die meisten Betroffenen berichten, dass sie bestimmte Situationen meiden, die für sie mit Sorgen verbunden sind. Dazu können soziale Situationen, Trennungen von geliebten Menschen oder Reisen gehören. Personen mit GAS neigen dazu, öfter zum Hausarzt und zu Fachärzten zu gehen, und sind anfälliger für weitere Angst- und Stimmungsstörungen, wie soziale Angst, Panikattacken und Depressionen. Außerdem haben wissenschaftliche Studien ergeben, dass eine GAS selten von allein verschwindet und sich als chronischer und hartnäckiger erweist als andere Angststörungen.

Die Diagnose einer psychischen Störung ist einfach eine Methode, mit der man eine bestimmte Ansammlung von Symptomen ordnet oder kategorisiert. Eine Störung unterscheidet sich insofern von einer Krankheit, als dass sie auch eine vorübergehende Schwierigkeit im normalen Funktionsablauf umfassen kann. Schwere und weniger schwere emotionale oder psychische Störungen liegen sozusagen auf einem Kontinuum mit fließenden Übergängen. Zu den Angststörungen gehören stärkere Ängste, die länger anhalten und das Funktionieren im Alltag gravierender beeinträchtigen als normale Ängste.

Hilfe bei GAS und chronischer Sorge

Wie oben erwähnt, sind chronische Sorge und GAS erst seit relativ kurzer Zeit ein Behandlungsschwerpunkt in psychologischen Fachkreisen. Seit einigen Jahren liegen zunehmend Beweise dafür vor, das man die GAS und übermäßige Besorgnis tatsächlich erfolgreich behandeln kann. Es gibt mehrere unterschiedliche Therapieansätze, deren Wirksamkeit durch klinische Studien bestätigt wurde. Die meisten Kliniker nutzen eine Mischung von Therapiekomponenten, die auf die anhaltende Kampf-oder-Flucht-Erregung von Menschen mit GAS, auf die charakteristischen Denkprozesse bei der Besorgtheit und die damit verbundenen Verhaltensweisen ausgerichtet sind. Die verschiedenen Fähigkeiten und Begriffe, die Sie im Laufe dieses Buches erlernen werden, stützen sich auf die folgenden Bereiche klinischer Forschung.

Entspannungstraining

Wenn Personen mit GAS und übermäßiger Besorgtheit lernen, die erhöhte Erregung der Kampf-oder-Flucht-Reaktion zu erkennen und das Erregungsniveau zu senken, können sie die körperlichen Symptome, die mit ihrer Angst einhergehen, erfolgreich abmildern. Das Entspannungstraining konzentriert sich in der Regel auf eine von zwei Aktivitäten: Atmung und Muskelentspannung. Wie bereits erwähnt, umfasst die Kampf-oder-Flucht-Reaktion bestimmte Veränderungen der Atmung. Wenn man lernt, zwischen der Art von Atmung, die mit Angst verbunden ist, und der Art von Atmung, die zur Entspannung führt, zu unterscheiden, kann man die eigene Atmung verändern und die Gesamterregung verringern. Dasselbe gilt für die Muskelspannung. Bei angespannter Muskulatur befindet sich der Körper ebenso wie das Gehirn im Krisenzustand. In diesem Zustand ist es wahrscheinlicher, dass man Probleme und negative Ergebnisse vorwegnimmt. Wenn man lernt, die Muskeln gezielt zu entspannen, sendet man dem Gehirn die Botschaft, dass keine Krise besteht. Ein Entspannungstraining kann die körperlichen Probleme chronischer Übererregung zwar erheblich verbessern, aber es setzt nicht direkt beim Sorgenprozess an und hat eher allgemeine Wirkungen.

Kognitive Verhaltenstherapie

Die speziellen Denkmuster, die charakteristisch für die Besorgnis sind, bilden den Ansatzpunkt der kognitiven Verhaltenstherapie, die betont, dass der Grad der erlebten Angst nicht durch die Situation an sich, sondern durch die individuelle Wahrnehmung der Situation verursacht wird. Bei dieser Behandlungsform lernt der Einzelne, auf die speziellen Gedanken zu achten, aus denen die Besorgnis besteht, und diese Überlegungen schriftlich festzuhalten. Eine Person, die sich Sorgen um ihre Gesundheit macht, könnte zum Beispiel aufschreiben: »Ich fühle mich in letzter Zeit völlig kraftlos. Was ist, wenn ich Krebs habe?« Schon die Aufgabe, die eigenen Gedanken zu beobachten, führt häufig zu einer Verringerung der Besorgnis. Wenn die Klienten ihre eigenen Gedanken schriftlich vor sich sehen, gewinnen sie einen gewissen Abstand dazu und berichten häufig, dass sie die Denkmuster als weniger zwingend empfinden. Zum Therapieprozess gehört, dass Therapeut und Klient anschließend gemeinsam die Gedankengänge bewerten, um festzustellen, ob sie Verzerrungen oder Denkfehler enthalten. Menschen mit übermäßiger Besorgtheit neigen häufig zu zwei charakteristischen Formen eines verzerrten Denkens: Zur Überschätzung von Wahrscheinlichkeiten und zum Katastrophisieren.

Die Überschätzung der Wahrscheinlichkeit, dass alles schiefgehen oder etwas Schlimmes passieren wird, ist der vielleicht häufigste Denkfehler, den chronisch besorgte Menschen machen. So hält jemand es vielleicht für wahrscheinlich, dass in seine Wohnung eingebrochen wird, wenn er vergisst, die Tür abzuschließen, obwohl die Einbruchsrate in seiner Gegend vergleichsweise niedrig ist. Ähnlich sind auch viele Menschen mit Flugangst überzeugt, dass sie abstürzen werden, obwohl eine höhere Wahrscheinlichkeit besteht, dass sie den Jackpot im Lotto gewinnen als bei einem Flugzeugabsturz zu sterben. Da Personen, die sich übermäßige Sorgen machen, dazu neigen, Ereignisse vorherzusehen, die extrem selten eintreten, fühlen sie sich häufig in der Überzeugung bestärkt, dass ihre Sorge eine schützenden Wirkung hat, wenn das Ereignis ausbleibt. Das trägt dazu bei, dass sie sich noch häufiger Sorgen machen.

Katastrophisieren ist ein Begriff, mit dem kognitive Verhaltenstherapeuten beschreiben, dass chronisch besorgte Menschen dazu neigen, extreme Ergebnisse vorherzusagen oder unglückliche Ereignisse als »Katastrophen« zu betrachten, die sie nicht bewältigen können. Ein Beispiel wäre die Mutter, die denkt: »Wenn mein Sohn beim Buchstabier-Test durchfällt, wird er niemals eine gute Universität besuchen können.«

Kognitive Verhaltenstherapeuten bringen ihren Klienten bei, diesen verzerrten Denkmustern entgegenzutreten. Im Fall der überschätzten Wahrscheinlichkeit wird der Gedanke als Hypothese anstatt als Tatsache betrachtet. Die Klienten lernen, den gedanklichen Inhalt in Frage zu stellen, indem sie alle vorliegenden Beweise überprüfen, um festzustellen, ob die Vorstellung von Fakten gestützt wird oder nicht. Alternative Interpretationen der Tatsachen werden erkundet. Wer zum Katastrophisieren neigt, wird gebeten, sich im Hinblick auf seine Sorgen den schlimmstmöglichen Fall auszumalen und dann genau zu bewerten, wie schlimm diese Situation tatsächlich wäre und wie er ein solches Ereignis bewältigen könnte. Außerdem werden die Klienten aufgefordert, sich neben dem schlimmstmöglichen Fall mehrere weitere mögliche Ergebnisse auszudenken. Viele Menschen glauben irrtümlicherweise, Ziel einer kognitiven Verhaltenstherapie sei, dass man ein negatives Ereignis als positiv oder neutral betrachtet. Doch es geht eher darum, Ereignisse realistisch zu sehen. Ziel ist, das Denkmuster zu verändern – weg von: »Dieses Ereignis wird wahrscheinlich eintreten, und es wird schrecklich sein! Es wird mich vernichten und mein Leben zerstören!« hin zu: »Dieses Ereignis, dessen Eintritt äußerst unwahrscheinlich ist, wäre sehr unangenehm. Doch es wäre handhabbar und seine Auswirkungen wären zeitlich begrenzt.« Obwohl wissenschaftlich belegt ist, dass die kognitive Verhaltenstherapie eine leichte Verbesserung bei übermäßiger Sorge bewirken kann, fällt es vielen Menschen schwer, ihre Denkmuster zu verändern, sogar wenn sie erkennen, dass ihre Vorstellungen verzerrt oder irrational sind. Die Ergebnisse mehrerer Studien über kognitive Verhaltenstherapie deuten darauf hin, dass sich vor allem der Prozess des Aufzeichnens und Beobachtens der eigenen Gedanken und die dadurch gewonnene Distanz positiv auswirken und weniger die tatsächliche Veränderung von Denkmustern durch kognitive Techniken.

Sorgenkonfrontation

Mit einem relativ neuen Therapieansatz, der sogenannten *Sorgenkonfrontation*, lässt sich das mit der Sorge einhergehende Angstniveau nachweislich recht erfolgreich senken. Zur Sorgenkonfrontation gehört, dass man die Themen ermittelt, die besonders häufig Anlass zur Sorge geben. Dann lässt man die Person üben, sich auf diese Befürchtungen zu konzentrieren und sich das schlimmstmögliche Ergebnis eines Sorgenthemas in lebhaften Farben auszumalen. Wer sich diese Vorstellungen 25 oder 30

Minuten klar vor Augen führt, erlebt einen Anstieg der Angst. Am Ende der halben Stunde wird der Person gestattet, sich mehrere Alternativen zum schlimmstmöglichen Szenario auszudenken. Nachdem die Betroffenen diesen Prozess immer wieder durchgespielt haben, machen die meisten die Erfahrung, dass die Angst, die sie in Reaktion auf ein bestimmtes Thema empfinden, abnimmt. Wenn die Gedanken, die mit einem bestimmten Thema assoziiert werden, nicht mehr so viel Angst auslösen, macht der Betreffende mit dem nächsten Thema weiter.

Prävention von besorgtem Verhalten

Bei einem damit verwandten Therapieansatz versucht man, die mit der Besorgtheit verbundenen Verhaltensweisen abzublocken oder zu verhindern. Zu solchen Verhaltensweisen gehört zum Beispiel, dass jemand immer wieder seine Versicherungspolicen überprüft, häufig bei nahestehenden Menschen anruft, um sich nach ihrem Befinden zu erkundigen, und Aktivitäten vermeidet, die Anlass zur Sorge geben. Diese Verhaltensweisen bringen kurzfristige Erleichterung, tragen aber langfristig dazu bei, die Angst und Sorge lebendig zu halten. Wer glaubt, dass diese Verhaltensweisen vor negativen Folgen schützen, und auf Dauer daran festhält, hat keine Möglichkeit, seine Überzeugung auf die Probe zu stellen und sie vielleicht zu ändern. Durch die Verhaltensprävention erhält man Gelegenheit, die geringe Wahrscheinlichkeit der negativen Ergebnisse, vor denen dieses Verhalten schützen soll, direkt zu erleben und darauf zu vertrauen.

Fähigkeitstraining

Viele Personen, die zu übermäßiger Sorge neigen, verfügen zudem über schlecht entwickelte Fähigkeiten in den Bereichen Problemlösung, Planung, Zeitmanagement und Selbstbehauptung. Da sie keine Strategie haben, um Probleme klar zu definieren und mögliche Lösungen zu bewerten, fühlen sie sich häufig unfähig, auftretende Probleme zu bewältigen. Sogar wenn sie sich darüber im Klaren sind, welches Ziel oder welche Richtung sie verfolgen wollen, sind viele Menschen mit GAS nicht in der Lage, einen konkreten Plan zu entwickeln, um sich in diese Richtung zu bewegen. Unfähig, eine scheinbar gewaltige Aufgabe in überschaubare Schritte zu unterteilen, fühlen sie sich von dem Gedanken an ihre Ziele überwältigt, was in Form von Besorgnis und damit einhergehender Angst zum Ausdruck kommt. Sogar wenn ein konkreter Plan vorliegt, haben einige Menschen mit GAS Mühe, sich daran zu halten, weil sie sich ihre Zeit schlecht einteilen können. Manche Leute werden schließlich auch von Sorgen geplagt, weil sie Schwierigkeiten haben, nein zu sagen, Aufgaben zu delegieren oder um die erforderliche Hilfe zu bitten, und sich deshalb zu viel aufbürden. Wir werden später in diesem Buch eine Reihe von Strategien zur Verbesserung der Fähigkeiten in all diesen Bereichen erörtern.

Akzeptanz- und Commitment-Therapie

Ein relativ neuer Ansatz ist die von Steven Hayes und seinen Mitarbeitern entwickelte Akzeptanz- und Commitment-Therapie (ACT), die wachsende Anerkennung als wirksame Therapie für ein breites Spektrum psychischer Probleme gewinnt. Die Erforschung psychischer Krankheiten ebenso wie Studien über die Grundlagen der menschlichen Psychologie liefern immer mehr Anhaltspunkte dafür, dass Behandlungsansätze, die hauptsächlich auf Veränderung setzen, nicht nur von begrenzter Wirksamkeit sind, sondern einige Probleme sogar verschlimmern. Zunehmend plädieren Theoretiker und Therapeuten für einen erneuerten Fokus auf die Bedeutung der Akzeptanz im Umgang mit schwierigen Emotionen und beunruhigenden Gedanken. Akzeptanz und das damit verwandte Konzept der Achtsamkeit sind in fernöstlichen Philosophien seit Jahrhunderten von zentraler Bedeutung. Moderne Psychologen wie Carl Rogers (1961) haben ebenfalls auf die transformative Kraft der Akzeptanz verwiesen. In jüngster Zeit haben sich die Akzeptanz- und Commitment-Therapie ebenso wie ein weiterer Ansatz, die sogenannte dialektische Verhaltenstherapie (Linehan, Kanter und Comtois 1999), auf das Zusammenspiel zwischen Akzeptanz und Veränderung konzentriert. Akzeptanz- und Achtsamkeits-orientierte Ansätze sind nachweislich hilfreich für die Behandlung von Angst, Depressionen, Suchterkrankungen, Ess-Störungen, Traumata, Partnerschaftsproblemen und Persönlichkeitsstörungen.

Zu den grundlegenden Elementen von ACT gehört, dass man den Kampf um die Kontrolle ungewollter Gedanken und Gefühle aufgibt, sich in achtsamer Bewusstheit auf das Hier und Jetzt einlässt und sich für ein engagiertes Handeln entscheidet, das im Einklang mit den wichtigsten persönlichen Wertvorstellungen steht. Auf diese Weise geht es bei ACT *sowohl* um Akzeptanz *als auch* um Veränderung. Die Akzeptanz der Gedanken und Gefühle, die ein schwieriges, aber wertorientiertes Handeln begleiten, schafft die Möglichkeit, die aktive Veränderung zu vollziehen. Angewandt auf das Problem der chronischen Sorge bedeutet dies, dass wir die Ungewissheit der Zukunft und die eigenen angstvollen Gedanken und Gefühle in Bezug auf diese Ungewissheit akzeptieren, uns dadurch bewusster auf die Gegenwart konzentrieren und die Schritte ergreifen können, die uns dem Leben näher bringen, das wir wirklich wollen.

Ein neuer Ansatz: Wie dieses Buch Ihnen hilft

Das vorliegende Buch stellt einen Ansatz vor, der Schritt für Schritt die Akzeptanz- und Achtsamkeitselemente von ACT mit den Elementen der Entspannung, Gedankenbeobachtung und Konfrontation verbindet, die sich als hilfreich für Menschen mit chronischer Sorge erwiesen haben. Das folgende Kapitel legt die

Grundlage für die Entwicklung von Akzeptanz und Achtsamkeit, indem es sich auf das Phänomen konzentriert, das man als deren Gegenteil betrachten kann: das Bedürfnis nach Kontrolle. Nur wenn man das Paradox der Kontrolle versteht und erkennt, dass es ursächlich für den Prozess des Sich-Sorgens ist, kann man die anschließend vorgestellten Konzepte wirklich begreifen und anwenden. In Kapitel 3 werden die grundlegenden Prinzipien von ACT vorgestellt. Akzeptanz und Achtsamkeit werden als Alternative zur Kontrolle beschrieben. Während Sorge größtenteils eine verbale Aktivität ist, die uns von unserem unmittelbaren Erleben trennt, bringt uns die Achtsamkeit zurück in den gegenwärtigen Augenblick und gibt uns Gelegenheit, Akzeptanz zu üben. Je mehr wir unsere Gedanken, Gefühle und allgemeine Ungewissheit akzeptieren, desto besser sind wir in der Lage, uns auf ein engagiertes, wertorientiertes Handeln einzulassen. Schließlich wird ein fünf Schritte umfassendes Modell erläutert, durch das man diese Konzepte auf das Problem chronischer Sorge anwenden kann.

Die Kapitel 4 bis 8 enthalten eine genaue Beschreibung der einzelnen Schritte dieses Modells und bieten die Möglichkeit, jeden Schritt durch entsprechende Übungen auszuführen. Kapitel 9 zeigt, wie man bei der Anwendung der oben beschriebenen Sorgenkonfrontation alle Schritte zusammen machen kann. Die Entscheidung, sich auf Konfrontationsübungen einzulassen, setzt Akzeptanz voraus, was die Konfrontation zu einer idealen Methode macht, um Akzeptanz und Achtsamkeit ebenso wie engagiertes Handeln umzusetzen und anzuwenden. In Kapitel 10 werden schließlich die Fähigkeiten zur Problemlösung und Planung, zum Zeitmanagement und zur Selbstbehauptung erörtert und konkrete Vorschläge zu ihrer Verbesserung vorgestellt.

Kapitel 2

Das Unkontrollierbare kontrollieren

Eine Eigenschaft, die allen Menschen mit übersteigerter Sorge gemeinsam zu sein scheint, ist eine geringe Toleranz für Ungewissheit. Man kann chronische Sorge als inneren, verbalen Prozess betrachten, durch den wir (unrealistischerweise) versuchen, diese Unsicherheit durch die Ausübung einer imaginären Kontrolle zu verringern.

Leider trägt diese Konzentration auf eine Kontrolle der eigenen Gedanken und Gefühle eher dazu bei, das Problem der übersteigerten Sorge zu verstärken, als es zu lösen. Es ist nicht nur extrem schwierig, Gedanken oder Gefühle zu steuern oder zu verändern, das Bedürfnis nach Kontrolle ist der eigentliche Kern des Sorgenproblems.

Das instinktive Bedürfnis nach Kontrolle

Menschen sind süchtig nach Kontrolle. Ein Grund dafür ist, dass wir ein so großes und hoch entwickeltes Gehirn besitzen. Dieses große Gehirn hat uns in den meisten Fällen erlaubt, ein erstaunliches Maß an Kontrolle über unsere Umwelt zu erlangen und sie nach unseren Wünschen zu gestalten. Deshalb ist es nicht verwunderlich, dass wir als Spezies bei unangenehmen Ereignissen das instinktive Bedürfnis verspüren, diese unter Kontrolle zu bringen.

Dieser Kontrollinstinkt taucht automatisch auf und häufig ohne dass es uns bewusst ist. Meistens erweist er uns gute Dienste. Angenommen, ein plötzlicher Windstoß bringt die Seiten dieses Buches durcheinander. Wahrscheinlich würden Sie zu dieser Seite zurückblättern und das Buch stärker festhalten. Das ist der Kontrollinstinkt in Aktion – und er funktioniert gut.

Wenn Sie ein Glas Wasser verschütten, bringen Sie die Situation unter Kontrolle, indem Sie einen Lappen holen und die Bescherung aufwischen. Wenn die Sonne Sie blendet, heben Sie die Hand und schirmen die Augen ab.

Bei zahllosen Gelegenheiten üben wir tagtäglich Kontrolle aus. Unser primäres Funktionsprinzip ließe sich zusammenfassen als: »Werde los, was dich stört.«

Das Paradox der Kontrolle

Obwohl Kontrolle in den meisten Fällen gut funktioniert, gibt es bestimmte Situationen, in denen das Prinzip »Werde los, was dich stört« nicht zu gelten scheint.

Ein kleines Experiment

Angenommen, Sie erklären sich bereit, an einem Experiment teilzunehmen, das im Rahmen einer Studie über chronische Sorge durchgeführt wird. An der Uniklinik füllen Sie einen Fragebogen aus, in dem Sie angeben sollen, was Ihnen in letzter Zeit die größten Sorgen bereitet. Sie geben Ihren neuen Job an. Dann führt man Sie in ein Labor, und der Testleiter befestigt Elektroden an Ihren Schläfen, einen Blutdruckmesser an Ihrem Arm und Wärmesensoren an Ihren Fingerspitzen. Er setzt Sie davon in Kenntnis, dass es bei dieser Studie um die Beziehung zwischen Sich-Sorgen und den körperlichen Anzeichen von Angst geht. Die Sensoren an Ihrem Körper speisen Informationen über Ihren Herzschlag, Ihren Blutdruck, Ihre Muskelspannung und Hauttemperatur (allesamt Bestandteile der Kampf-oder-Flucht-Reaktion) in eine Maschine, die Ihren Angstlevel auf einer Skala von 0 bis 100 anzeigt.

Nachdem Sie verdrahtet sind, erklärt der Testleiter: »Bevor wir anfangen können, muss ich Sie bitten, Ihren Angstlevel so weit wie möglich zu senken. Im Moment liegt er bei 40. Das ist viel zu hoch. Wir können erst anfangen, wenn Sie Ihren Angstlevel auf 10 heruntergebracht haben.« Er sieht auf die Skala und tappt ungeduldig mit dem Fuß.

Was glauben Sie, was mit Ihrem Angstpegel geschieht, während der Testleiter wartet, dass er sinkt? Wird er steigen, sinken oder gleich bleiben? Angenommen, er steigt auf 60. Jetzt schaut der Testleiter Sie wieder an und sagt etwas wie: »Wissen Sie, wir haben wirklich nicht den ganzen Tag Zeit. Draußen warten die nächsten Probanden. Ich muss Sie bitten, sich ein bisschen mehr anzustrengen. Genau genommen gebe ich Ihnen noch zwei Minuten, um Ihre Angst zu senken. Dann müssen wir zu drastischeren Maßnahmen greifen, damit Sie sich endlich entspannen.« Was glauben Sie, in welche Richtung sich die Nadel auf der Skala bewegen wird?

Sagen wir, die Skala zeigt jetzt 80 an. Der Testleiter fängt an zu schwitzen und wird rot im Gesicht. »Sie begreifen es offenbar nicht«, zischt er drohend. »Ich brauche diese Daten, um meine Dissertation abzuschließen. Ich muss meine Dissertation abschließen, damit ich von der Uni wegkomme. Wenn ich hier nicht bald wegkomme, werde ich verrückt!« An diesem Punkt zieht der Testleiter eine Spritze mit extralanger Nadel heraus und hält Sie Ihnen vors Gesicht. Während er mit der Fingerspitze an die Spritze klopft, erklärt er: »Wenn Sie sich jetzt nicht sofort entspannen, wird diese Spritze in ihre Schädelbasis schon dafür sorgen.« Was glauben Sie, wie Ihr Angstlevel in diesem Moment reagiert? Wird er sinken? Das ist das Paradox der Kontrolle.

Kontrolle von Gefühlen

Obwohl wir in zahllosen Situationen sehr gut mit der Kontrolle fahren, scheint sie beim Umgang mit Gefühlen wie Angst das Gegenteil des angestrebten Effekts zu bewirken. Je angestrengter man sich bemüht, die Angst unter Kontrolle zu bringen oder abzuschütteln, desto größer scheint sie zu werden. Das Prinzip, das hier zu gelten scheint, lautet nicht »Werde los, was dich stört«, sondern »Wenn du versuchst, es loszuwerden, kriegst du mehr davon«. Warum das so ist, wird verständlicher, wenn man sich klar macht, dass sowohl Kontrolle als auch die erhöhte Erregung des Kampf-oder-Flucht-Verhaltens instinktive Reaktionen auf bedrohliche Situationen sind. Die Erregung der Kampf-oder-Flucht-Reaktion bereitet uns darauf vor, eine Situation unter Kontrolle zu bringen. Das Paradoxe ist: Wenn es sich bei der Situation, die wir in den Griff bekommen wollen, um unsere Angst handelt (oder um Wut, Stress oder andere »unerwünschte« Gefühle), dann erzeugt diese Reaktion selbst wiederum mehr von dem unerwünschten Gefühl.

Der Psychologe Steven Hayes und seine Mitarbeiter haben die Begriffe »reine Angst« und »unreine Angst« geprägt, um zwischen der Angst, die wir in einer bestimmten Situation empfinden, und der zusätzlichen Angst, die durch unsere Reaktion ausgelöst wird, zu unterscheiden (1993). Der anfängliche Angstlevel von 40 auf der Skala des Testleiters brachte den Angstlevel zum Ausdruck, den Sie in jenem Moment empfanden, als Sie an eine fremde Maschine angeschlossen wurden und an einem Forschungsexperiment teilnahmen. Das ist die »reine« Angst. Der Anstieg des Angstpegels auf 60 und dann auf 80, als der Testleiter Ihnen drohte und Sie versuchten, Ihre Angst zu senken, besteht aus der »unreinen« Angst. Mit anderen Worten, reine Angst ist das Gefühl, das in Reaktion auf eine bestimmte Situation entsteht. Unreine Angst ist die Angst vor dieser ursprünglichen Angst. Was glauben Sie, wäre geschehen, wenn der Testleiter kein Problem mit dem anfänglichen gemessenen Wert von 40 gehabt hätte? Wäre der Level angestiegen, wenn Sie ein Angstniveau von 40 voll und ganz akzeptiert hätten? Wäre er schließlich gesunken? Wenn wir fähig sind, die reine Angst zu akzeptieren, die wir in einer gegebenen Situation empfinden, und jeden Versuch unterlassen, diese Angst zu steuern oder loszuwerden, können wir das Auftreten der unreinen Angst, die mit unserer Kontrollreaktion verbunden ist, verhindern.

Kontrolle von Gedanken

Das Beispiel veranschaulicht, wie sich unser Kontrollinstinkt auswirkt, wenn wir es mit Emotionen zu tun haben. Aber wie steht es mit unseren Gedanken? Erinnern Sie sich, dass Sie im Fragebogen angaben, ihre größte Sorge sei Ihr neuer Job? Angenommen, der Testleiter sagt: »Um mit der Studie anzufangen, ist es sehr wichtig, dass Sie überhaupt nicht an ihren neuen Job denken. Verbannen Sie alle Gedanken an ihren neue Stellung, die damit verbundenen Anforderungen oder Erwartungen aus Ihrem Kopf. Denken Sie nicht daran, ob Sie Ihren neuen Arbeitsplatz behalten werden oder nicht oder wie es wäre, sich nach einem neuen Job umsehen zu müssen.« Damit wendet der Testleiter sich der Skala zu und erklärt: »Okay, wenn Sie erfolgreich alle Gedanken an den neuen Job aus Ihrem Kopf verbannt haben, heben Sie die Hand.«

Wie gut würde das funktionieren? Die meisten Menschen stellen fest, dass je mehr sie sich bemühen, *nicht* an eine bestimmte Sache zu denken, genau diese Sache ihr Denken beherrscht. Genau genommen fangen wir erst in dem Moment an, die Gedanken an X als aufdringlich und alles beherrschend zu empfinden, wenn wir entscheiden: »Ich darf nicht an X denken.« Je stärker wir uns bestimmte Gedanken verbieten wollen, desto stärker scheinen sie sich unserer Kontrolle zu entziehen. Wir kennen das vor allem aus sozialen Situationen, in denen wir uns zum Beispiel sagen: »Starr nicht die ganze Zeit den Pickel auf seiner Nase an!« oder: »Denk nicht an den Spinat zwischen ihren Zähnen!« Unweigerlich wird dieses verbotene Detail zur einzigen Sache, auf die wir uns wirklich konzentrieren können. In einigen Fällen, wenn Gedanken besonders beunruhigend sind und wir glauben, dass wir sie auf gar keinen Fall denken dürfen, können sie zu Obsessionen werden. Das zeigt das Beispiel von Irwin.

Irwins gefährlicher Gedanke

Als stolzer Familienvater und erfolgreicher Abteilungsleiter in einem großen Unternehmen war es Irwin wichtig, sich im Griff zu haben und stets Herr der Lage zu bleiben. An einem späten Sonntagnachmittag saß er hinter dem Steuer seines Range Rovers. Die Familie hatte einen Ausflug aufs Land gemacht und kehrte auf einer kurvenreichen zweispurigen Schnellstraße in die Stadt zurück. Irwins Frau saß neben ihm, und seine beiden kleinen Töchter schliefen auf dem Rücksitz. Als ein Auto um die vor ihnen liegende Kurve bog und sich auf der Gegenfahrbahn näherte, schoss Irwin plötzlich ein Gedanke durch den Kopf. »Wenn ich das Steuer ein bisschen nach links reißen würde, wären wir alle auf der Stelle tot.« Diesen Gedanken fand Irwin gelinde gesagt irritierend. Irgendwie schien es nicht die Art von Gedanke zu sein, die ein verantwortungsbewusster und liebevoller Vater haben sollte. Irwins nächster Gedanke ging etwa in folgende Richtung: »Ich darf diesen Gedanken, den ich gerade hatte, nicht denken. Ich muss mir solche Vorstellungen verbieten.

Dieser Gedanke ist gefährlich und hat in meinem Kopf nichts zu suchen.« Irwin merkte, wie er angespannt wurde. Sein Herzschlag beschleunigte sich und er packte das Lenkrad fester an.

Doch als ihm ein weiterer Wagen entgegenkam, schoss ihm erneut eben dieser Gedanke in den Sinn: »Wenn ich das Steuer nur ein bisschen nach links drehe, wären wir alle auf der Stelle tot.« Irwin war schockiert! Warum ging dieser Gedanke nicht weg? Hatte er insgeheim den Wunsch, sich umzubringen? Seine Familie? Was wäre, wenn dieser seltsame und gefährliche Gedanke die Oberhand gewänne? Irwin spürte eine Welle der Angst in sich aufsteigen, seine Handflächen wurden feucht und sein Gesicht rötete sich. Er hielt am Straßenrand, erklärte seiner Frau, er fühle sich erschöpft und wäre dankbar, wenn sie den restlichen Weg nach Hause fahren könnte.

Irwins Beispiel veranschaulicht, was geschehen kann, wenn wir Gedanken als gefährlich oder bedrohlich empfinden, und was passiert, wenn wir zudem entscheiden, dass wir diese Gedanken nicht haben dürfen. Obwohl die meisten Menschen die Vorstellung, die Irwin quälte, als unangenehm empfinden würden und keine Lust hätten, bei ihr zu verweilen, würden sie nicht so schockiert und verängstigt reagieren wie er. Schließlich ist es nur ein Gedanke. Würde man das Lenkrad tatsächlich nach links reißen, so wäre das eine sehr gefährliche Aktion, aber der bloße Gedanke daran ist völlig ungefährlich. Im Gegensatz zu Irwins Befürchtungen, übernehmen Gedanken nicht die Kontrolle über das Handeln und können niemanden zwingen, etwas zu tun, was er nicht tun will. Wenn Irwin weitergefahren wäre, hätte er festgestellt, dass er zwar unter Umständen keine Kontrolle über die Gedanken hat, die ihm in den Sinn kommen, aber weiterhin die Kontrolle über sein Verhalten behält. Leider entschied sich Irwin dafür, anzuhalten und seine Frau ans Steuer zu lassen. Sein Motiv war sehr wahrscheinlich, dass er die Kontrolle zurückgewinnen oder die unerwünschten Gedanken und die damit einhergehenden Ängste loswerden wollte.

Obwohl das kurzfristig funktionieren kann, besteht das Problem für Irwin darin, dass seine Entscheidung ihn in der Überzeugung bestärkt, sein Gedanke sei etwas Gefährliches. Vielleicht glaubt er sogar, dass seine Familie diese Bedrohung nur überlebt hat, weil er seine Frau fahren ließ. Diese Vermeidungsreaktion gibt ihm möglicherweise kurzfristig das Gefühl, seine Angst unter Kontrolle gebracht zu haben, doch falls er es weiterhin vermeidet, sich ans Steuer zu setzen, wenn er mit seiner Familie unterwegs ist, wird er wahrscheinlich feststellen, dass seine Angst ihn kontrolliert und nicht umgekehrt.

Kognitive Fusion

Ein Grund, weshalb Menschen häufig so ängstlich und verstört auf ihre Gedanken reagieren, ist, dass sie tatsächlich die Gedanken an ein bestimmtes Ereignis mit dem Ereignis selbst verwechseln. Für Irwin war der Gedanke an einen Frontalzusammenstoß genauso beängstigend wie ein tatsächlicher Zusammenstoß und löste dieselbe Kampf-oder-Flucht-Reaktion aus. Die Akzeptanz- und Commitment-Therapie bietet einen Begriff für diese Gleichsetzung von Gedanken mit den Dingen oder Ereignissen, auf die sie sich beziehen. Der Begriff lautet *kognitive Fusion* und bezieht sich auf die »Fusion« oder Verschmelzung des Gedankens mit dem realen Ereignis oder Erlebnis (Hayes, Strosahl und Wilson 1999). Ein ACT-Therapeut würde Irwins Problem zum Beispiel als Fusion des Gedankens an einen Frontalzusammenstoß mit der tatsächlichen Erfahrung eines Zusammenstoßes beschreiben. Irwin erlebt nur den Gedanken an eine Kollision, aber er reagiert, als ob er die tatsächliche Kollision erleben würde. Menschen, die sich übertriebene Sorgen machen, empfinden in Reaktion auf die Vorstellung antizipierter Ereignisse häufig genauso viel Angst wie bei den Ereignissen selbst. Die Akzeptanz von Gedanken hängt entscheidend davon ab, dass wir erkennen, dass sie von den Ereignissen, auf die sich beziehen, getrennt sind. Diese Trennung wird in der ACT als *Defusion* bezeichnet (Hayes et al. 2004). Die in Kapitel 6 vorgestellten Übungen helfen Ihnen, diese Trennung zwischen Gedanken und tatsächlichen Ereignissen zu vollziehen.

Kontrolle und das Innen-/Außen-Prinzip

Diese Beispiele zeigen, dass Kontrolle zwar eine sehr nützliche Reaktion auf eine Vielzahl von Situationen in der äußeren Welt ist, sich jedoch bei inneren Erfahrungen wie Gefühlen und Gedanken eher als Problem denn als Lösung erweist. Mit anderen Worten, wenn wir mit *äußeren* Ereignissen zu tun haben, scheint die Regel zu lauten: »Werde los, was dich stört.« Doch beim *inneren* Erleben gilt offenbar: »Wenn du versuchst, es loszuwerden, kriegst du mehr davon.«

Das Verständnis dieses Innen-/Außen-Prinzips ist wichtig für Menschen, die zu übersteigerter Sorge neigen. Da das Sorgenmachen eine Erfahrung ist, die sich hauptsächlich im Innern vollzieht, wird eine Herangehensweise nach dem Motto: »Ich werde mir einfach keine Gedanken darüber machen« oder eine Befolgung des üblichen Ratschlags: »Mach dir deswegen keine Sorgen« vermutlich nur eines zur Folge haben, nämlich noch mehr Sorgen. Zu lernen, zwischen jenen Elementen unserer Erfahrung zu unterscheiden, bei denen Kontrolle wahrscheinlich hilfreich ist (außen) und bei denen sie kontraproduktiv wirkt (innen), ist ein wichtiger Schwerpunkt dieses Buches. Die Beziehung zwischen Innen und Außen spiegelt sich im Namen der Akzeptanz- und Commitment-Therapie wider. Indem wir unsere Erfahrungen im Innern akzeptieren, können wir uns besser auf ein engagiertes Handeln (Commitment) im Außen einlassen.

Die Knitterfalte in der Socke

Angstgefühle und sorgenvolle Gedanken sind ein bisschen so, als hätten Sie eine Knitterfalte in Ihrer Socke. Bestimmt haben Sie schon einmal die Erfahrung gemacht, dass Sie beim Gehen plötzlich eine kleine Unebenheit in der Socke spüren. Dieser kleine Stoffknubbel zwischen ihrem Fuß und Ihrem Schuh verursacht einen leicht unangenehmen Druck beim Gehen, so als hätte man einen weichen Fremdkörper im Schuh. Manchmal reicht es schon, ein bisschen mit den Zehen zu wackeln, um die Falte zum Verschwinden zu bringen. Es kann auch klappen, wenn man sich herunterbeugt und an der Socke zieht. Doch mitunter muss man sogar anhalten und sich hinsetzen, den Schuh ausziehen, die Socke vollständig vom Fuß entfernen und wieder anziehen, bevor man weitergehen kann. Jetzt stellen Sie sich vor, Sie hätten null Toleranz für Sockenknubbel und könnten nicht einmal die kleinste Knitterfalte ertragen. Alle paar Schritte müssen Sie stehen bleiben, sich herunterbeugen und an der Socke zupfen. Deshalb kommen Sie ständig zu spät zu Verabredungen. Auch zu dem wichtigen Meeting bei der Arbeit treffen Sie mal wieder zu spät ein. Mit den Zehen wackelnd und sich ständig herunterbeugend, um an der Socke zu ziehen, hüpfen Sie an Ihren Platz und entschuldigen sich bei Ihren Kollegen für die Verspätung. Sie versuchen, sich auf die Worte Ihres Chefs zu konzentrieren, stellen aber fest, dass Sie abgelenkt sind, weil sie schon wieder eine Falte in Ihrer Socke spüren. Sie rücken Ihren Stuhl vom Tisch ab, hieven das Bein hoch und legen den Fuß auf den Tisch.

Ihr Chef hört auf zu reden, und alle am Tisch starren auf Sie und Ihren Fuß. Während Sie zum x-ten Mal an diesem Tag die Schnürsenkel aufbinden, entschuldigen Sie sich erneut, erklären Ihren Kollegen, dass Sie diese »verflixte Knitterfalte« unbedingt loswerden müssen. Sicherheitshalber ziehen Sie diesmal die Socke ganz aus und fangen noch mal ganz von vorn an, ziehen die Socke langsam hoch und fahren glättend über alle Falten. Als Sie später mit dem Auto nach Hause fahren, werden Sie von einer Verkehrspolizistin angehalten. Die Beamtin erklärt, dass Sie die ganze Zeit Schlangenlinien gefahren sind. Sie reagiert alles andere als verständnisvoll, als Sie ihr erklären, dass Sie nur versucht haben, den Knubbel in der Socke, direkt unter dem Fußballen, loszuwerden, und dass Sie Ihr Bein nur deshalb aus dem Seitenfenster gesteckt haben, damit Sie den Fuß richtig ausstrecken konnten, während Sie die verdammte Socke hochgezogen haben.

Angenommen, es gibt nichts Wichtigeres für Sie, als solche Knitterfalten in der Socke sofort loszuwerden, sobald sie Ihnen auffallen. Vielleicht klagen Sie darüber, dass diese Falten Sie ernsthaft daran hindern, in ihrem Alltag zu funktionieren. Wenn Sie einen Therapeuten aufsuchen, sagen Sie vielleicht sogar etwas wie: »Diese verdammten Falten ruinieren mein Leben!« Wäre das zutreffend? Werden Sie tatsächlich durch die Knitterfalten als solche behindert? Was ist in diesem Szenario der konkrete Auslöser für die Beeinträchtigung des normalen Alltags? Wäre es korrekt zu sagen, dass nicht die Falten das eigentliche Problem sind, sondern die fehlende Bereitschaft, die Falten hinzunehmen? Wie würde Ihr Leben aussehen, wenn Sie bereit wären, gelegentlich einen kleinen Knubbel in der Socke zu ertragen und einfach weiterzugehen? Der angestrengte Versuch, sich von Angst und Sorge zu befreien, ist so, als würden Sie die ganze Zeit versuchen, die Socke glatt zu ziehen. Der Versuch, Gedanken und Gefühle zu kontrollieren (die Falten wegzukriegen), wird wahrscheinlich mehr Probleme verursachen als die sorgenprovozierende Situation als solche (die Falten).

Kontrolle ist allgegenwärtig: Ein warnendes Intermezzo

Bevor wir uns dem praktischen Teil dieses Buches zuwenden, sollten Sie einen Moment innehalten, um sich die Bedeutung des bislang Gelesenen noch einmal zu vergegenwärtigen. Auch wenn das Kapitel über Kontrolle verglichen mit den folgenden Kapiteln relativ abstrakt ist, sind die hier vorgestellten Konzepte entscheidend für alles, was folgt. Vielleicht sagen Sie sich: »Okay. Ich hab's kapiert. Kontrolle ist schlecht. Akzeptanz ist gut. Weiter im Text.« Doch es ist wichtig, sich bewusst zu machen, dass das Bedürfnis nach Kontrolle nicht nur sehr stark ist, sondern instinktiv und automatisch einsetzt. Es ist unsere *primäre* Reaktion. Wir verbringen einen Großteil unseres Lebens damit, zu lernen, die Welt unter Kontrolle zu bringen. In vielerlei Hinsicht scheint Kontrolle auszuüben genau das zu sein, wofür menschliche Wesen »gemacht« sind. Diese Reaktion ist so allgegenwärtig, dass wir erst einmal lernen müssen, sie zu erkennen, bevor wir hoffen können, anders zu reagieren.

Während Sie diesen Text lesen, haben Sie vielleicht den leichten Drang verspürt, möglichst schnell weiterzumachen, um zu Kapitel 3 und Kapitel 4 zu gelangen. Vielleicht haben Sie gedacht: »Okay, okay, ich verstehe diese Ideen. Wann kommen wir nun endlich zu dem Teil, der mir sagt, was ich *tun* muss, um mein Sorgenproblem loszuwerden.«

Klingt das vertraut? Dieser Drang, zum nächsten Kapitel zu eilen, ist ein hervorragendes Beispiel für das Bedürfnis, die Kontrolle zu haben. Alle folgenden Kapitel dieses Buches bauen auf dem Verständnis auf, dass das Bedürfnis, Kontrolle über alles Mögliche zu haben, ein Teil des Sorgenproblems ist, nicht Teil der Lösung. Aus diesem Grund ist dieses Kapitel sehr wichtig. Außerdem ist es umso wichtiger, weil es das ist, das Sie *in diesem Augenblick* lesen. Deshalb sollten Sie es sorgfältig und nötigenfalls zweimal lesen.

Kontrolle als Kontext: Den größeren Zusammenhang erfassen

Das Kontrollbedürfnis ist von so zentraler Bedeutung für die Art, wie Menschen zu Werke gehen, dass es mehr ist als einfach eine spezielle Haltung in einer gegebenen Situation; es ist eher wie ein System oder wie ein grundlegender Kontext, mit dem wir all unseren Erfahrungen begegnen.

Der Mensch im Loch

ACT-Therapeuten verwenden bei ihrer Arbeit mit Klienten eine Reihe von Metaphern, um die Allgegenwärtigkeit der Kontrollreaktion hervorzuheben und deutlich zu machen, wie ungeeignet sie für den Umgang mit Problemen wie Angst oder Sorge ist. In einer dieser Metaphern, die von Stephen Hayes und seinen Mitarbeitern entwickelt wurde, wird eine Person, die ein Problem hat, mit einem Menschen in einem Loch verglichen. Wenn wir vor Problemen stehen, für die wir keine sofortige Lösung erkennen, kann sich das anfühlen, als würde man auf dem Boden eines tiefen Lochs festsitzen. Die Person, die sich in dieser Grube wiederfindet, hat häufig das starke Bedürfnis, etwas gegen das Problem zu unternehmen. Sie schaut sich verzweifelt um und erspäht eine Schaufel. »Gott sei Dank!«, ruft sie aus, »Eine Schaufel!« und fängt an, wie wild – nach unten – zu graben.

Sie halten diese Reaktion auf das Problem für fragwürdig? Der Mensch im Loch nicht. Er hat ein Problem, und er tut etwas dagegen. Die Schaufel ist das einzige verfügbare Werkzeug. Er weiß, wie man eine Schaufel benutzt, und er benutzt sie! Wenn wir vor Problemen stehen, die zur »inneren« Kategorie gehören wie Angst und Sorge, und darauf mit Kontrolle reagieren, sind wir wie die Person in dem Loch. Kontrolle ist unsere Schaufel. Die Kontrollreaktion, die in vielen Situationen so wunderbar funktioniert und die instinktiv und automatisch erfolgt, erscheint uns genauso sinnvoll wie dem Menschen im Loch das Graben mit der Schaufel. Und wie bei dem Menschen im Loch ist das, was Teil der Lösung zu sein scheint (das Graben) in Wahrheit Teil des Problems.

Erinnern Sie sich an die Regel, die für innere Erfahrungen gilt? Wenn man versucht, sie loszuwerden, kriegt man mehr davon. Der Versuch, Angst und Sorge loszuwerden, ist wie Graben, wenn man in einem Loch sitzt. Es gibt wahrscheinlich viele verschiedene Dinge, die Sie ausprobiert haben, um sich von diesen unangenehmen Gefühlen und Gedanken zu befreien. Vielleicht gehört dazu sogar das Lesen dieses Buches. Doch wenn Sie es lesen, um zu lernen, wie Sie Ihre Angst und Sorge loswerden, wäre das, als ob der Mensch im Loch sich nach einer größeren und besseren Schaufel umsähe. Wer zu dieser Einsicht gelangt ist, wird natürlich in den folgenden Kapiteln nach einer Leiter und nicht nach einer Schaufel suchen. Doch wenn Ihr Ziel immer noch ist, Ihre Gefühle und Gedanken loszuwerden oder unter Kontrolle zu bringen, dann benutzen Sie die Leiter – um sich tiefer in das Loch zu graben. Das geschieht, weil dieses Graben mehr ist als eine einzelne Reaktion: Es ist Ihr gesamtes Betriebssystem.

Alles unter Kontrolle zu haben ist ein so grundlegendes Element menschlichen Erlebens, dass es häufig mehr wird als eine spezifische Reaktion auf spezifische Probleme. Ähnlich wie das Betriebssystem eines Computers wird dieses System der Kontrolle zu dem Kontext, in dem wir Gedanken und Emotionen erleben. So wie das Betriebssystem des PC (zum Beispiel Windows) festlegt, wie Dokumente und Bilder auf dem Bildschirm erscheinen, färbt dieses Betriebssystem unsere Wahrnehmungen, Gedanken und Emotionen. Da die Kontrollreaktion auf Angst und Sorge darin besteht, diese Gefühle loszuwerden, erleben wir sie im Kontext der Unwilligkeit, diesen Empfindungen ausgesetzt zu sein. Dieses Buch handelt von der Entwicklung eines neuen Betriebssystems oder eines neuen Kontextes für diese Gefühle. Der Begriff, den wir für diesen Kontext benutzen, lautet *Bereitwilligkeit*. Es ist wichtig zu erkennen, dass Sie Angst und Sorge vielleicht noch nie im Kontext der Bereitwilligkeit erlebt haben. Die Wahrnehmung genau derselben Gedanken und Gefühle in einem neuen Kontext nennt sich *Kontextwechsel*, und er verändert unsere gesamte Erfahrung. Steven Hayes und seine Kollegen (1993) verweisen auf die Geschichte des Mannes, der in einem Gastank lebt, um die Bedeutung des Kontextes zu erklären:

Der Mann im Gastank

Es war einmal ein Mann, der lebte in einem Gastank. Es war ein großer Gastank, der nur ein bisschen Gas und viele Dämpfe enthielt, aber alle Annehmlichkeiten eines schönen Heims bot. Der

Mann im Gastank lebte neben einer Frau, die in einem Wassertank lebte. Der Wassertank war nicht völlig trocken, aber trotzdem sehr gemütlich. Die beiden waren gut befreundet und aßen häufig zusammen zu Abend. Als sie nach einem dieser Essen einmal gemütlich bei einer Tasse Kaffee zusammensaßen, bewunderte der Mann aus dem Gastank den warmen Schein der Kerzen, die den kleinen Tisch der Frau im Wassertank schmückten. Es ist wirklich jammerschade, dachte er, dass wir beim Essen in meinem Gastank immer im Dunkeln sitzen. Er beschloss, dass er sein nächstes Essen auch bei Kerzenlicht servieren würde. In der folgenden Woche kaufte er Kerzen und Streichholzer ein. Er eilte nach Hause und arrangierte die Kerzen auf seinem Tisch. Nur um zu sehen, wie sie zum Ambiente beitragen würden, beschloss er, sie auch anzuzünden. Leider gab es eine gewaltige Explosion. Ende.

Die Moral der Geschichte: Der Kontext ist lebenswichtig.

Um zu verstehen, wie der Kontext unsere Erfahrungen beeinflusst, denken Sie einmal über folgende Frage nach: Was verursachte die Explosion? Das Streichholz? Es waren die gleichen Streichhölzer, die auch die Frau im Wassertank benutzte. Sie zündete den ganzen Tag und die ganze Nacht Streichhölzer an und hatte nie ein Problem mit Explosionen. Also kann das Streichholz nicht schuld sein. Waren dann vielleicht die Dämpfe im Gastank für die Explosion verantwortlich? Der Mann im Gastank lebte seit Jahren mit diesen Dämpfen. Gelegentlich wurde ihm ein bisschen schwindelig davon, aber in all der Zeit hatte er nie ein Problem mit Explosionen. Wenn also weder das Streichholz noch die Dämpfe die Explosion verursachten, was dann?

Die Antwort ist natürlich, dass es die Streichhölzer *im Kontext* des Gastanks waren, die zu der Explosion führten. Der Kontext ändert alles. Wenn wir eine Emotion wie Angst erleben, so ist sie das Streichholz. Nur wenn wir dieses Gefühl im Kontext des Kontrollbedürfnisses erleben, kommt es zur Explosion. Erleben wir Angst und Sorge dagegen im Kontext der Bereitwilligkeit, diese Erfahrungen anzunehmen, dann zünden wir das Streichholz außerhalb des Gastanks an. Man hat immer noch dieselben Gefühle und Gedanken, aber es gibt keine Explosion. Im folgenden Kapitel werden wir einen Blick darauf werfen, wie dieser Kontext der Bereitwilligkeit beschaffen ist und wie dieses Buch Ihnen helfen kann, dieses neue »Betriebssystem« zu entwickeln, das Ihr gesamtes Erleben von Angst und Sorge verändern kann.

Kapitel 3

Akzeptanz, engagiertes Handeln und Bereitwilligkeit

Wenn Kontrolle entscheidend für das Problem übertriebener Sorge und Angst ist, was ist dann die Alternative? Die kurze Antwort auf diese Frage lautet: »Bereitwilligkeit«.

Dieses Kapitel befasst sich mit dem Konzept der Bereitwilligkeit und legt dar, wie es mit den Zielen der Akzeptanz und des engagierten Handelns verknüpft ist.

Außerdem bietet es einen Überblick darüber, wie man diese Konzepte im Umgang mit Angst und Sorge praktisch anwenden kann.

Bereitwilligkeit & das Innen-/Außen-Prinzip

Wir können Bereitwilligkeit in zwei Erfahrungsbereichen entwickeln – innen und außen.

Äußere Bereitwilligkeit = engagiertes Handeln

Zur äußeren Bereitwilligkeit gehört die Bereitschaft, die Dinge zu *tun*, die Wert und Bedeutung für uns haben. Die äußere Bereitwilligkeit lässt sich als der Entschluss zu einem engagierten, zielgerichteten Handeln beschreiben. Das ist natürlich mit Gefühlen und Gedanken verbunden, und wenn wir in Bereichen aktiv werden, in denen wir zum Zögern und Vermeiden neigen, gehören dazu häufig Angst und Sorge.

Innere Bereitwilligkeit = Akzeptanz

Innere Bereitwilligkeit bedeutet, dass man bereit ist, die Gefühle zu *fühlen* und die Gedanken zu *erleben*, die in einer gegebenen Situation oder bei einer bestimmten Aktivität auftauchen. Die Bereitschaft zu handeln, ist am größten, wenn wir bereit sind, die mit dieser Handlung verbundenen Gefühle und Gedanken zu haben.

Akzeptanz + engagiertes Handeln = Bereitwilligkeit

Innere und äußere Bereitwilligkeit gehen Hand in Hand. Wenn wir eine größere Akzeptanz für unsere Gedanken und Gefühle entwickeln (innen), wächst unsere Handlungsbereitschaft (außen). Auf die gleiche Weise bringt ein engagierteres Handeln (außen) ein größeres Maß an Akzeptanz (innen) mit sich. Mit Hilfe dieses Buches können Sie lernen, Ihre Bereitwilligkeit umfassend zu erweitern, indem Sie sowohl Ihre Angst und Sorge stärker akzeptieren als auch mit größerer Entschlossenheit handeln. Durch die Entwicklung der Bereitschaft zum Fühlen, Denken und Erleben (Akzeptanz) und der Bereitschaft zum Handeln (Engagement) als alternative Reaktion auf Sorge und Angst schaffen Sie einen Kontext der Bereitwilligkeit (im Gegensatz zu einem Kontext der Kontrolle) für die Wahrnehmung von Angstgefühlen und sorgenvollen Gedanken.

Die Fahrgäste im Bus

Um die Konzepte der Akzeptanz, des engagierten Handelns und der Bereitwilligkeit zu veranschaulichen, ist es hilfreich, noch eine weitere Anleihe bei den Metaphern von Steven Hayes und seinen Mitarbeitern (1999) zu machen. Wenn Sie überlegen, was Ihnen in Ihrem Leben am wichtigsten ist, was Sie tun wollen und in welche Richtung Sie sich bewegen sollten, sind Sie dieser Metapher zufolge wie ein Busfahrer, der eine bestimmte Route fährt. Es gibt feste Haltestellen an der Strecke. Das sind die Handlungsziele, denen Sie sich verpflichtet haben und die Sie in die gewünschte Richtung bringen. An jeder Haltestelle steigen verschiedene Fahrgäste in den Bus. Diese Fahrgäste sind die Gedanken und Gefühle, die mit dieser Haltestelle verbunden sind. Einige der Fahrgäste sind Ihnen sehr willkommen. Andere würden Sie lieber nicht in Ihren Bus lassen. Das sind die Fahrgäste, die üblen Körpergeruch haben oder die irgendwie bedrohlich aussehen. Wenn Sie zum Beispiel an die Haltestelle mit dem Schild »neuer Arbeitsplatz« kommen, steigt eine Reihe unliebsamer Passagiere ein. Einige sind Gedanken wie: »Was ist, wenn ich totalen Mist baue?« oder: »Was ist, wenn ich nicht mit meinem neuen Chef auskomme?« Andere Fahrgäste sind Gefühle wie »Herr Angst« oder: »Frau Furcht«. Diese Fahrgäste benehmen sich ungehobelt, sind laut und stören.

Eine mögliche Reaktion auf diese Fahrgäste ist, dass Sie an den Straßenrand fahren, den Bus anhalten und versuchen, sie hinauszuwerfen. Das Problem dabei ist, dass Sie sich unter Umständen stundenlang mit diesen Gedanken und Gefühlen herumschlagen. Die ganze Zeit rührt sich der Bus keinen Zentimeter von der Stelle. Sogar wenn es Ihnen mit großer Anstrengung gelingt, diese unerwünschten Fahrgäste loszuwerden, hat die Sache einen Haken: Was meinen Sie wohl, wer an der nächsten Haltestelle bereits auf Sie wartet? Dieser angestrengte Versuch, ungewollte Gedanken und Gefühle aus dem Bus werfen, ist die Kontrollreaktion. Sie ist erschöpfend und funktioniert auf lange Sicht nicht.

Es gibt noch eine zweite Strategie, die Sie manchmal anwenden. Mitunter ändern Sie Ihre Pläne und sogar die Richtung, in die Sie fahren, um diese Fahrgäste nicht aufnehmen zu müssen. Wenn einige dieser unerwünschten Gedanken oder Gefühle trotzdem in den Bus gelangen, schließen Sie einen Handel mit ihnen ab. Wenn Herr Angst sich einverstanden erklärt, ganz hinten im Bus Platz zu nehmen, fahren Sie ihn, wohin er will. Anstatt also wie geplant geradewegs die Hauptstraße entlangzufahren, biegen Sie an der nächsten Ecke links ab. Das ist die Vermeidungs- und Verzögerungsstrategie. Sie machen den Umweg, und eine Zeitlang verhalten die Fahrgäste sich still. Herr Angst kommt Ihnen nicht unter die Augen. Wenn Sie jedoch versuchen, auf die Hauptstraße zurückzukehren, steht er auf und droht, sich ganz vorne im Bus hinzusetzen. Deshalb verlangsamen Sie die Fahrt und biegen abermals in eine Seitenstraße ab, einfach um ihn auf Abstand zu halten.

Die Metapher wirft mehrere Fragen auf. Erstens: Sie sind die Person, die den Bus fährt, aber wer bestimmt, welche Richtung er einschlägt? Behalten Sie die Kontrolle über Ihre Gedanken und Gefühle, indem Sie ausweichen und zögern? Oder übernehmen die Gedanken und Gefühlen die Kontrolle über Sie?

Wenn Sie der Busfahrer sind, wie wollen Sie je das Ende der Hauptstraße erreichen? Was würde Ihnen ermöglichen, Ihr Leben in die Richtung zu bewegen, die Ihren Wertvorstellungen und Ihrer Wahl entspricht? Kontrolle funktioniert nicht. Bei dieser Reaktion verwenden Sie den Großteil Ihrer Zeit und Energie darauf, am Straßenrand zu parken und sich herumzuprügeln. Zögern und Vermeiden funktionieren auch nicht und bringen Sie tatsächlich weiter von Ihren Zielen ab, weil Sie im Bus festsitzen und der Gnade der Gedanken und Gefühle ausgeliefert sind, die Sie auf Abstand halten wollen.

Die Antwort lautet erneut: Bereitwilligkeit. Was würde geschehen, wenn Sie in der Lage wären, diesen unerwünschten Fahrgästen einfach Raum in Ihrem Bus zu lassen? Was wäre, wenn Sie die Angst und Sorge akzeptieren könnten, ihnen erlauben würden, in den Bus einzusteigen und sich einen Platz auszusuchen? Das würde bedeuten, dass Sie anstatt mit diesen Fahrgästen zu kämpfen oder einen Kuhhandel mit ihnen abzuschließen, die Augen auf der Straße und die Hände am Steuer lassen könnten. Sie könnten sich voll und ganz auf Ihre geplante Route konzentrieren. Die Akzeptanz der Gedanken und Gefühle würde Sie in die Lage versetzen, alle festen Haltestellen anzufahren. Sie wären bereit zu handeln und Sie wären bereit, alle Gedanken, Gefühle und Erfahrungen, die unterwegs zu Ihnen in den Bus steigen, aufzunehmen.

Bereitwilligkeit versus Wollen

Es besteht ein wichtiger Unterschied zwischen der Bereitwilligkeit, Angst und Sorge zu erleben, und dem Wunsch danach. Man muss diese Gefühle nicht »mit offenen Armen empfangen«. Niemand sagt, dass Sie die übel riechenden Fahrgäste in die Arme schließen oder aktiv ihre Gesellschaft suchen sollen. Die Bereitwilligkeit zum Erleben der eigenen Gedanken und Gefühle bedeutet nicht, dass man sie mögen oder herbeiwünschen muss – es bedeutet einfach nur, dass man bereit ist, ihnen Raum zu lassen. Das erlaubt Ihnen, die Dinge zu tun, die Ihnen wichtig sind, und ist besser, als eine Eskalation der »unreinen« Angst zuzulassen, die entsteht, wenn man nicht bereit ist, die eigenen Gefühle zu fühlen.

Akzeptanz versus Resignation

Wenn hier viel von Akzeptanz die Rede ist, so bedeutet das auch nicht, dass es keine Hoffnung für Ihr Sorgenproblem gibt und Sie einfach akzeptieren sollen, dass Sie unglücklich sind. Die Akzeptanz von Angstgefühlen und sorgenvollen Gedanken heißt nicht, dass man akzeptiert, sich elend zu fühlen. Denken Sie daran, dass es nicht die Angst oder Sorge selbst ist, die Sie unglücklich macht, sondern Ihre Beziehung dazu (der Kontext, in dem Sie sie erleben). Akzeptanz und engagiertes Handeln haben nichts mit Resignation zu tun, sondern erlauben Ihnen im Gegenteil, sich voranzubewegen.

Was Sie konkret tun können, wenn die Sorge einsetzt

Das folgende fünfstufige Modell kann Ihnen helfen, die Kontrollreaktion zu durchbrechen und Ihre Gedanken und Gefühle besser zu akzeptieren, während es Ihnen gleichzeitig erlaubt, sich stärker auf das Hier und Jetzt zu konzentrieren und sich auf das engagierte Handeln einzulassen, das Sie in die richtige Richtung bringt. Zur leichteren Einprägung lassen sich die fünf Schritte mit dem Akronym KLAAR zusammenfassen:

Kennzeichne Sorgengedanken
Unter**L**ass jegliche Kontrollversuche
Akzeptiere und beobachte Gedanken und Gefühle
Achtsamkeit für das Hier und Jetzt
Richtige Richtung einschlagen und voranschreiten

In den folgenden Kapiteln erhalten Sie Gelegenheit, die Fähigkeit zu jedem dieser Schritte einzeln nacheinander zu entwickeln und zu üben. In der Praxis wirken diese Schritte jedoch alle zusammen und verbinden sich zu einem einheitlichen Ansatz zum Umgang mit Angst und Sorge. Mit wachsender Übung werden die Schritte allmählich ineinander übergehen, so dass die Anwendung von KLAAR zu einem fließenden Prozess wird. Das **K**ennzeichnen bestimmter Gedanken als »Sorgen« gibt den Anstoß für das Unter**l**assen der Kontrolle, was Raum für **A**kzeptanz und **A**chtsamkeit (die zusammenwirken) gegenüber Gedanken, Gefühlen und den Erfahrungen im Hier und Jetzt schafft, was uns wiederum erlaubt, die **r**ichtige Richtung einzuschlagen, indem wir engagiert und wertorientiert handeln.

Kennzeichnen: Wann es Zeit für KLAARheit ist

Um die volle Wirkung des KLAAR-Ansatzes auszuschöpfen, ist es wichtig zu erkennen, wann man ihn anwenden sollte. Wahrscheinlich tappen Sie häufig in die Sorgenfalle, ohne es überhaupt zu bemerken. Manchmal setzt die Sorge so automatisch ein, dass man sich der sorgenvollen Gedanken erst bewusst wird, wenn man sich in einen unangenehmen Angstgrad hineingesteigert hat. Ein anderes Mal sind Sie vielleicht überzeugt, Probleme zu lösen oder zu planen, obwohl Sie sich in Wahrheit Sorgen machen. Die Fähigkeit zu diesem ersten Schritt, in dem man bestimmte Gedanken als Sorgen identifiziert und kennzeichnet, umfasst zweierlei Prozess: Sie machen sich erstens das Wesen der Gedanken bewusster und lernen zweitens, unproduktive Gedanken zu erkennen und sie als »Sorgen« zu kennzeichnen. Schon dieser Prozess des Bemerkens und Benennens verschafft häufig Erleichterung von übermäßiger Besorgtheit.

Dieser Kennzeichnungsschritt entspricht im Grunde dem Element der Gedankenbeobachtung aus der kognitiven Verhaltenstherapie, das sich als hilfreich für Menschen mit chronischer Sorge erwiesen hat. Es bereitet Sie auf die späteren Schritte der Akzeptanz und Achtsamkeit vor. Im Kontext des KLAAR-Ansatzes ist das Kennzeichnen bestimmter Gedanken als »Sorgen« der erste Schritt zur Aufgabe des krampfhaften Versuchs, diese Gedanken und Gefühle zu verändern. Ein geschärftes Bewusstsein für die Auslöser der Besorgnis sowie der damit einhergehenden körperlichen Empfindungen und Verhaltensweisen trägt ebenfalls dazu bei, die Sorgen zu erkennen und zu benennen, sobald sie auftreten.

Unterlassen: Lockerungsübungen

Wie in den ersten beiden Kapiteln ausgeführt, umfasst unsere erste, instinktive Reaktion auf ein auftauchendes Problem die Erregung des Kampf-oder-Flucht-Verhaltens und das damit verknüpfte Bedürfnis, das Problem unter Kontrolle zu bringen, zu bekämpfen oder loszuwerden. Die Kampf-oder-Flucht-Erregung bereitet uns darauf vor, die Kontrolle zu übernehmen. Um Raum für die Bereitwilligkeitsreaktion auf Angst und Sorge zu schaffen, müssen wir zunächst diese Kontrollreaktion aufgeben. Das ist die Voraussetzung, damit wir das Schaufeln unterlassen, wenn wir in einem Loch festsitzen. Da die Kampf-oder-Flucht-Reaktion mit »Graben« oder Kontrolle verbunden ist, kann eine leichte Lockerung dieser Reaktion den Weg für die Anwendung von Akzeptanz und Achtsamkeit bereiten. Mit Hilfe dieses Buches werden Sie mehrere Übungen erlernen, die das Unterlassen der Kontrollversuche erleichtern und den Übergang von der anfänglichen Kontrollreaktion zur Akzeptanz fördern. Therapeuten, die chronische Angst und Sorge behandeln, schließen normalerweise viele dieser Übungen in ihre Therapiepläne ein. Diese Übungen können unter anderem die chronische Muskelanspannung lindern, von der Menschen mit GAS häufig betroffen sind. Im Kontext des KLAAR-Ansatzes ist es jedoch wichtig, daran zu denken, dass diese Lockerungsübungen keine Werkzeuge sind, um die Angst loszuwerden. Denken Sie an das im vorigen Kapitel beschriebene Paradox der Kontrolle. Wenn man diese Übungen durchführt, um das Sich-Ängstigen und Sich-Sorgen zu unterlassen, sind sie wahrscheinlich von begrenztem Nutzen. Vielmehr besteht das Ziel darin, die Kontrollreaktion selbst aufzugeben oder, metaphorisch gesprochen, das Schaufeln zu unterlassen. Diese Übungen sollen Ihnen in erster Linie dabei helfen, die Kontrollversuche zu unterlassen, um Angst oder andere potenzielle Emotionen *zu fühlen*.

Akzeptanz: Raum schaffen für das, was bereits da ist

Der nächste Schritt besteht darin, nicht nur zu beobachten, sondern Hallo zu den Sorgen und Ängsten zu sagen, die Sie sich bewusst gemacht haben. Die Fähigkeit, Ihre Gedanken und Gefühle zu akzeptieren, entwickelt sich mit der Zeit. Akzeptanz geht Hand in Hand mit dem nächsten Schritt, Achtsamkeit, und das Einüben der einen Fähigkeit erleichtert die Entwicklung der anderen. Das Kapitel über Akzeptanz betont zwei Grundgedanken: Der erste ist, dass Sie selbst größer sind als Ihre Sorgen und nicht mit ihnen identisch sind. Wenn Sie besser zwischen sich selbst und ihren Gedanken, Gefühlen und Erfahrungen unterscheiden können, werden Sie nach und nach immer besser in der Lage sein, alles, was Sie als Beobachter wahrnehmen, zu akzeptieren.

Zweitens geht es darum, dass die Gedanken, die sich auf Dinge, Menschen und Ereignisse beziehen, nicht mit diesen identisch sind. Diese Unterscheidung wird in der Sprache der ACT als *kognitive Defusion* bezeichnet. Der Akzeptanz-Schritt ist sehr subtil, und der Versuch, ihn genau zu erklären, ähnelt der Bemühung, jemandem das Pfeifen beizubringen. »Schürz die Lippen und puste« bringt es nicht wirklich auf den Punkt. Doch wenn Sie Ihre Gedanken, Gefühle und körperlichen Empfindungen einfach nur beobachten, so ist das ein guter Ausgangspunkt. Dieses Kapitel umfasst eine Reihe von Übungen, die Ihnen helfen, die Unterscheidung zwischen Selbst und Erfahrung sowie zwischen den Gedanken und den Dingen, auf die sie sich beziehen (ihren *Referenten*), zu erleben.

Achtsamkeit: Die Chance zum Denken – Fühlen – Erleben

Man kann sich Achtsamkeit als die Technik vorstellen, mit deren Hilfe man Akzeptanz und Bereitwilligkeit entwickelt. Die eigenen Gedanken und Gefühle zu akzeptieren bedeutet, sich ihrer bewusst zu sein. Zur Achtsamkeit gehört, dass wir bewusst und aufgeschlossen auf alles reagieren, was wir in einem gegebenen Augenblick erleben, und dass wir unsere Erfahrungen in einer unvoreingenommenen, mitfühlenden Weise wahrnehmen. Achtsamkeit kann auch beinhalten, dass wir unsere Gedanken, Gefühle und Sinneswahrnehmungen beobachten.

Während der Sorgenprozess uns aus der Gegenwart herausnimmt und uns auf die Zukunft ausrichtet, bringt Achtsamkeit uns zurück ins Hier und Jetzt. Wir fangen tatsächlich schon mit dem ersten Schritt des KLAAR-Ansatzes an, Achtsamkeit zu praktizieren. Im Achtsamkeitsschritt von KLAAR erweitern wir diese Bewusstheit und Akzeptanz gegenüber unseren Gedanken und Gefühlen auf alle Elemente unseres Erlebens im gegebenen Augenblick. Eine festere Verankerung im Hier und Jetzt schafft die Voraussetzungen für den letzten Schritt des KLAAR-Ansatzes. In Kapitel 7 werden mehrere Methoden beschrieben, mit denen Sie Achtsamkeit im Alltag üben können.

Die richtige Richtung einschlagen und voranschreiten: Bereitwilligkeit zum Handeln

Wie bereits ausgeführt, reagieren Menschen, die zu übertriebener Sorge neigen, auf Angst mit Vermeidung und Zögern. Oder sie sind überzeugt, dass sie erst handeln können, wenn sie alle Vorbehalte und Zweifel bezüglich bestimmter Aspekte ausgeräumt haben. Manchmal führt die geringe Toleranz für Ungewissheit dazu, dass sie sich orientierungslos und wie gelähmt fühlen, wenn sie in irgendeiner Form handeln sollen. Das Einschlagen der richtigen Richtung und das entschlossene Voranschreiten ist das Element des engagierten Handelns aus der Akzeptanz- und Commitment-Therapie. Dazu gehört, dass man eine Richtung auswählt, sich auf konkrete Handlungen festlegt und diese Handlungen konsequent durchführt. Eine Richtung ist etwas anderes als ein Ziel; an der Richtung orientieren wir uns bei unseren Entscheidungen auch dann, wenn sich unsere Ziele verändern. Die Richtung, die wir wählen, ergibt sich aus unseren Wertvorstellungen.

Zu diesem Schritt gehört, dass wir klären, was uns im Leben am wichtigsten ist, und diesen Werten erlauben, uns als Kompass zu dienen, der uns die richtige Richtung anzeigt. Das erfordert auch, dass wir uns ehrlich eingestehen, welche Handlungsweise am ehesten mit unseren Werten übereinstimmt, und dass wir sowohl zum Handeln bereit sind als auch bereitwillig alle damit verbundenen Gedanken, Gefühle und Erfahrungen erleben. Kapitel 8 hilft Ihnen, Ihre wichtigsten Wertvorstellungen zu klären und zu unterscheiden: Machen Sie sich Sorgen über das Leben und um das Wohl nahestehender Menschen oder kümmern Sie sich durch ein wertorientiertes Handeln um Ihr Leben und Ihre Liebsten.

KLAAR und das Innen-/Außen-Prinzip

Denken Sie daran – Ihr Ziel bei der Anwendung des KLAAR-Ansatzes auf Sorgen und Ängste besteht darin, eine umfassende Bereitwilligkeit zu entwickeln. Bereitwilligkeit nach innen bedeutet, dass Sie bereit sind, all Ihre Gedanken, Gefühle und Empfindungen wahrzunehmen. Das ist der Akzeptanz-Teil der Gleichung und wird durch die ersten vier Schritte in die Tat umgesetzt: **k**ennzeichnen, unter**l**assen, **a**kzeptieren und **a**chtsam sein. Bereitwilligkeit nach außen bedeutet die Bereitschaft, zu handeln. Dieses engagierte Handeln ist der andere Teil der Gleichung, der abschließende Schritt, durch den Sie die **r**ichtige Richtung einschlagen und voranschreiten.

Abbildung 3.1 gibt den Sorgenprozess wieder. Für gewöhnlich wird er durch irgendeinen äußeren Auslöser in Gang gesetzt. Im Innern gehören zu den Gedanken, Gefühlen und körperlichen Empfindungen, die mit der Sorge verbunden sind, bestimmte Befürchtungen, Ängste und damit einhergehende physiologische Reaktionen wie Anspannung, Herzrasen oder Magenschmerzen. Menschen, die zu übermäßigem Sich-Sorgen neigen, reagieren für gewöhnlich nach außen, indem sie vermeidende, zögernde oder ähnliche sorgenbedingte Verhaltensweisen an den Tag legen. Im folgenden Kapitel werden Sie Ihre persönlichen Sorgenauslöser ermitteln, sowie die speziellen Gedanken, Gefühle und Empfindungen, die Sie im Sorgenprozess erleben. Schließlich werden Sie lernen, Ihr eigenes charakteristisches Besorgtheitsverhalten zu erkennen, sobald es auftritt. Das wird Ihnen helfen, die KLAAR-Schritte anzuwenden, wie sie in Abbildung 3.2 wiedergegeben sind.

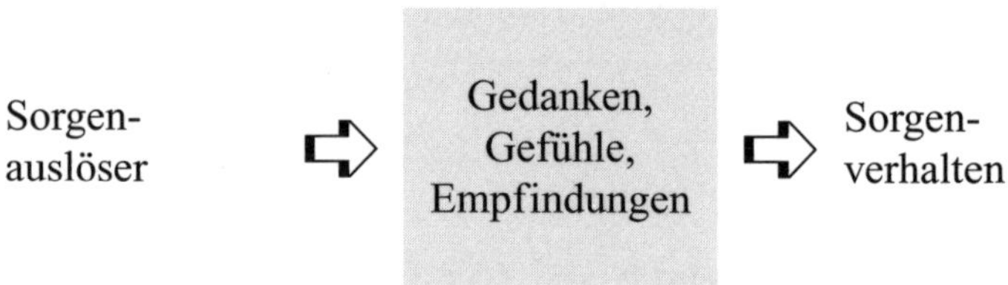

Abb. 3.1 *Der Sorgenprozess: Außen und Innen*

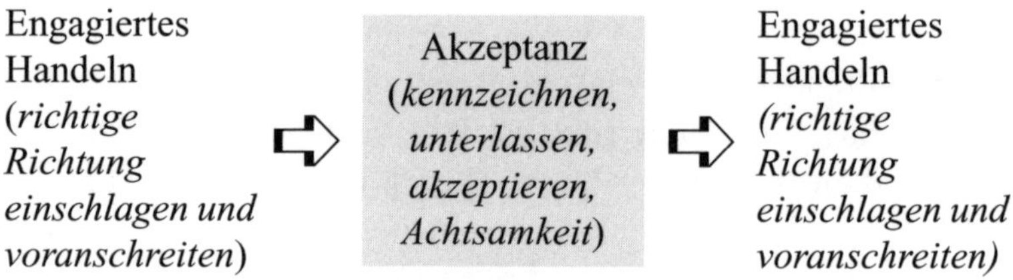

Abb. 3.2 *Akzeptanz und engagiertes Handeln: Außen und Innen*

Kapitel 4

Kennzeichnen Sie Ihre Sorgengedanken

Wie oft machen Sie sich Gedanken? Wie oft verarbeitet ihr Gehirn aktiv Informationen und versorgt Sie in Ihren wachen Stunden mit Gedanken? Die Antwort auf diese Frage ist für alle Menschen gleich, ob es uns bewusst ist oder nicht: einmal täglich, den ganzen Tag, jeden Tag. Menschen denken. Das ist einfach so. Und sie tun es ununterbrochen, die ganze Zeit. Auch Sie tun es gerade jetzt. Wenn Sie diese Worte lesen, denken Sie natürlich an deren Bedeutung und die Botschaft, die sie in ihrer Gesamtheit vermitteln, aber Sie denken auch an andere Dinge. Vielleicht überlegen Sie, wie spät es ist oder ob Sie bequem sitzen. Vielleicht denken Sie, dass es zu warm oder zu kalt ist oder dass es Zeit für einen kleinen Imbiss wäre. Vielleicht machen Sie sich sogar Sorgen über Ihre Besorgtheit, während Sie dieses Buch lesen. Wir machen nie eine Pause im Denken. Sogar wenn wir Löcher in die Luft starren und auf die Frage, was wir gerade denken, wahrscheinlich »nichts« antworten würden, denken wir an etwas.

Wenn Menschen meditieren, denken sie möglicherweise über ihre Atmung oder den Klang des Mantras nach, das sie stetig wiederholen, oder sie beobachten still, welche Gedanken ihnen durch den Sinn gehen – aber sie denken trotzdem. Die Gedanken sind wie ein Strom, der immer weiter fließt, solange wir leben.

Wir verbringen so viel Zeit mit Denken, dass wir uns häufig gar nicht bewusst sind, *was* wir denken. Wir tun es so automatisch und kontinuierlich, dass wir es genauso wenig registrieren wie das Geräusch des laufenden Kühlschranks oder wie unseren schwach wahrnehmbaren Herzschlag. Wenn Sorgen in unsere Gedanken einfließen, kann die Folge sein, dass wir Angst bekommen und die Kampf-oder-Flucht-Erregung erleben, ohne den Grund zu bemerken. Dieses Kapitel hilft Ihnen, Ihren Gedanken mehr Aufmerksamkeit zu schenken und vor allem sich bewusst zu werden, wie viel Zeit Sie darauf verwenden, sich Sorgen zu machen. Eine weitere Begleiterscheinung unseres unablässigen Denkens ist, dass wir anfangen, unser Gedanken mit uns selbst gleichzusetzen. Wir entwickeln die Überzeugung: »Ich bin, was ich denke.« Steven Hayes und seine Mitarbeiter sagen über dieses Phänomen, dass wir *durch* unsere Gedanken auf die Welt sehen, anstatt uns unsere Gedanken anzusehen (1999). Mit Hilfe der Übungen in diesem Kapitel werden Sie lernen, wie Sie sich Ihre Gedanken ansehen können.

Die Beobachtung des Denkens

Eine der leichtesten Methoden, sich das eigene Denken klarer vor Augen zu führen, besteht darin, die Gedanken, die Ihnen bewusst sind, aufzuschreiben. Wenn Sie anfangen, Ihre Gedanken zu beobachten und aufzuzeichnen, werden Sie feststellen, dass es schwierig ist, sie in Worte zu fassen. Ihr Denken umfasst nicht nur Worte, sondern auch abstrakte Ideen, flüchtige Erinnerungen, Melodien und Bilder. Machen Sie sich keine Sorgen, ob sie alles ganz genau und korrekt beschreiben. Versuchen Sie einfach, das Wesentliche Ihrer Gedanken in einer Formulierung oder einem Satz einzufangen. Setzen Sie die Worte in Anführungszeichen, um zu betonen, dass es sich um »Gedanken« handelt, die Sie hervorgebracht haben. Beginnen Sie mit der folgenden einfachen Übung:

Übung 4.1: Beobachten Sie Ihre Gedanken

Sie brauchen einen Stift und Papier. Bei dieser Übung beobachten Sie einfach für einige Augenblicke Ihre Gedanken und schreiben dann auf, was Sie wahrgenommen haben. Beschreiben Sie Ihre Gedanken mit einigen Ausdrücken oder Sätzen. Sie werden zwei Gedankenbeispiele sammeln:

Beispiel A: Lesen Sie still die folgende Liste durch. Beobachten Sie dabei ganz genau Ihre Gedanken. Wenn Sie fertig sind, schreiben Sie alle Gedanken auf, die Ihnen bewusst wurden, während Sie die Liste durchgelesen haben. Setzen Sie die Gedanken in Anführungsstriche und kennzeichnen Sie diese Gedanken als »Beispiel A«.

(Nehmen Sie sich einen Moment Zeit, um sich auf die Übung einzustimmen.)

Schokolade	Caramel
Nuss	Erdbeere
Pfefferminz	Pistazie
Tutti-frutti	Waldmeister
Banane	Stracciatella
Pfefferminz	Schokoladensplitter
Vanille	Kaffee

Beispiel B: Wiederholen Sie die Übung mit der folgenden Wortliste:

Orange	Weintraube
Kirsche	Darlehen
Limone	Scheidung
Krebs	Blut
Steuern	Pensionierung
Sex	Geld
Kinder	Tod

Konnten Sie einige Ihrer Gedanken einfangen? Viele Menschen finden diese Übung beim ersten Mal schwierig. Das Beobachten und Beschreiben von Gedanken wird mit der Zeit leichter.

Schauen Sie sich die beiden »Gedanken-Beispiele« an. Gleichen sie sich? Achten Sie darauf, wie sich der Inhalt Ihrer Gedanken je nach den Auslösern, auf die Sie reagieren, verändert. Bei Beispiel A haben Sie auf eine Liste mit einem sehr speziellen Einschlag reagiert. Es wäre überraschend, wenn Sie beim Lesen nicht irgendwann an Eiscreme gedacht hätten. Weitere Gedanken waren vielleicht:

»Iiih! Eis mit Kaffeegeschmack finde ich grässlich.«

»Ich esse viel zu viel Eis.«

»Mmmmm … lecker … SCHOKOLADE …«

Bei Beispiel B umfasste die Liste mehrere Begriffe, die stärkere Emotionen wecken können als die Liste mit den Eis-Sorten. Wenn Gefühle ins Spiel kommen, werden Gedanken lebendiger oder intensiver. Das macht es mitunter leichter, sie zu beobachten, kann aber bei anderer Gelegenheit auch dazu führen, dass wir instinktiv vor den Gedanken oder Bildern zurückschrecken und sie ungern genauer betrachten oder festhalten. Wenn Sie anfangen, Ihre Gedanken aufzuschreiben, ist es wichtig, dass Sie auch für die Beobachtung von emotional überfrachteten Gedanken offen bleiben. Die Betrachtung dieser Gedanken ist der erste Schritt, um die Beziehung zu ihnen zu verändern.

Sorgengedanken erkennen

Viele Menschen, die sich übermäßig Sorgen machen, berichten, dass sie diese Neigung schon in sehr jungen Jahren entwickelt haben. Wenn Sie anfangen, Ihrem Denken mehr Aufmerksamkeit zu schenken, werden Sie feststellen, dass Sorgengedanken häufig bestimmten Mustern folgen:

»Was ist wenn ...?«-Gedanken

Die klassische Sorgenart sind Befürchtungen im Hinblick auf die Zukunft und auf mögliche negative Ergebnisse. Das nimmt häufig die Form von »Was ist wenn ...?«-Denkmustern an. Beispiele für dieses Denkmuster wären etwa:

»Was ist, wenn ich einen tödlichen Unfall habe?«
»Was ist, wenn ich Krebs bekomme und sterbe?«
»Was ist, wenn meine Wohnung abbrennt, während ich nicht zu Hause bin?«

Manchmal kann dieses »Was ist wenn ...?«-Muster durchaus nützlich sein. Es kann uns helfen, uns auf bestimmte wahrscheinliche Ereignisse vorzubereiten. Wenn der Himmel bewölkt ist, kann der Gedanke »Was ist, wenn es regnet?« Sie veranlassen, einen Schirm mitzunehmen. Die »Was ist wenn ...?«-Fragen, die typisch für übertriebene Besorgnis sind, betreffen Situationen, auf die wir wenig Einfluss haben oder die weiterbestehen, auch wenn wir vernünftige Vorkehrungen treffen. Wenn ich zum Beispiel das Bügeleisen herausgezogen und den Herd ausgestellt habe, wie nützlich ist es dann, dass ich weiterhin denke: »Was ist, wenn das Haus abbrennt, während ich weg bin?«

Ein Grund, weshalb besorgte Menschen eine starke Neigung zu »Was ist wenn …?«-Denkmustern haben, hängt mit ihrer geringen Toleranz für Ungewissheit zusammen. Häufig haben sie ein starkes Bedürfnis, genau zu wissen, wie sich künftige Ereignisse entwickeln. Manchmal haben sie den Eindruck, dass sie keine Entscheidung treffen können, bevor sie nicht ganz genau wissen, was bei dieser Entscheidung herauskommen wird. Da es im Wesen der Zukunft liegt, dass sie unbekannt ist, ist es unmöglich, je genau vorherzusagen, wie sich eine bestimmte Entscheidung oder Handlung auswirken wird. Wenn man unbedingt über dieses Wissen verfügen will, bevor man eine Entscheidung trifft oder handelt, ist man wie gelähmt. In dem Versuch, die Ungewissheit der Zukunft zu verringern, bringen besorgte Menschen »Was ist, wenn …?«-Gedanken hervor. Da dieser Prozess ursprünglich aus Angst erwächst, drehen sich diese Gedanken für gewöhnlich um negative Folgen.

Wie in Kapitel 1 ausgeführt, führt das Nachdenken über negative Ergebnisse häufig zur Überschätzung von Wahrscheinlichkeiten und zum Katastrophisieren. Wenn Menschen sich ausmalen, was alles schiefgehen könnte, überschätzen sie die Wahrscheinlichkeit dieser Ereignisse. Sie tun das trotz früherer gegenteiliger Erfahrungen oder anderer Anhaltspunkte, die für die Unwahrscheinlichkeit dieses Verlaufs sprechen. Ein Beispiel wäre, dass Sie damit rechnen, überfallen zu werden, obwohl Sie in einer Gegend unterwegs sind, in der es selten zu Überfällen kommt. Oder sie sehen ein schlimmes Ereignis voraus und denken, dass sie unfähig sein werden, das Geschehen zu bewältigen. Jedem Menschen stoßen unweigerlich auch schlimme Dinge zu. Wahrscheinlich haben Sie bereits eine Reihe von sehr schwierigen Situationen in Ihrem Leben gemeistert, trotz aller Schwierigkeiten. Beim Katastrophisieren stellen wir uns vor, dass wir nicht in der Lage sein werden, angemessen auf negative Erfahrungen zu reagieren oder sie zu bewältigen.

Übung 4.2: »Was ist wenn ...?«-Gedanken bemerken

Versuchen Sie, sich an alle »Was ist wenn ...?«-Gedanken zu erinnern, die Ihnen im Laufe der letzten Tage oder Wochen in den Sinn gekommen sind, und stellen Sie eine Liste davon auf. Überprüfen Sie, ob Sie bei diesen Vorstellungen zur Überschätzung von Wahrscheinlichkeiten oder zum Katastrophisieren geneigt haben.

Grübeln

Manchmal nehmen Sorgen die Form von hartnäckigen Gedanken und Ängsten an, die sich auf Ereignisse der Vergangenheit beziehen. Psychologen bezeichnen diese Art des Denkens als *Grübeln*. Beim Grübeln machen wir uns Gedanken und Sorgen über Ereignisse, die bereits stattgefunden haben, wobei das Denken häufig einen analytischen Charakter hat. Wir denken über etwas nach, das jemand zu uns gesagt hat, und fragen uns: »Was hat er damit gemeint?« Wir erinnern uns vielleicht an etwas, das wir getan haben, und denken besorgt: »Ich wünschte, ich hätte das nicht gemacht!« Oder: »Hätte ich doch bloß etwas anderes gesagt!« Das Grübeln wird oft von dem starken Wunsch begleitet, die Uhr zurückzudrehen und eine bestimmte Situation oder ein bestimmtes Ereignis umzukehren.

Das Grübeln kann auch die Form von »Warum?«-Fragen annehmen. Es gibt keine Antwort auf diese Frage, deshalb ist sie oft beunruhigend und meistens kontraproduktiv. Hier einige Beispiele:

»Warum kann ich nicht so reich sein wie Bill Gates?«
»Warum muss es ausgerechnet heute regnen?«
»Warum ich?«

Die »Warum?«-Frage impliziert, dass die Dinge anders sein sollten, als sie sind. Durch diese Frage lehnen wir eine bestehende Situation ab und erklären sie für nicht in Ordnung. Das ist wie eine allergische Reaktion auf die Realität, was es schwieriger macht, ihr erfolgreich zu begegnen.

Grübeln ist per definitionem unproduktiv. Es hilft uns nicht, etwas besser zu machen (es ist ja bereits geschehen), sondern kann im Gegenteil leicht Angst, Schuldgefühle oder Depressionen auslösen. Über negative Ereignisse in der Vergangenheit nachzudenken ist nur hilfreich, wenn wir in der Gegenwart vor einer Entscheidung stehen, die wir in der Vergangenheit schon einmal getroffen haben. Bei diesen Gelegenheiten kann es hilfreich sein, sich an frühere Entscheidungen und Ergebnisse zu erinnern, aber nur kurz. Manchmal erweist sich ein Gedanke, der in einer bestimmten Situation nützlich ist, in einer anderen lediglich als unproduktives Grübeln.

Angenommen, Sie stellen sich folgende Frage zu der Kleidung, die Sie am Montagmorgen ausgewählt und angezogen haben: »Habe ich am Freitag dasselbe Outfit bei der Arbeit getragen?« Wenn Sie diesen Gedanken früh am Morgen haben, bevor Sie das Haus verlassen, kann er nützlich sein. Wenn Sie feststellen, dass Sie tatsächlich dieselben Sachen tragen wie am Freitag, haben Sie die Möglichkeit, sich noch etwas anderes anzuziehen. Doch angenommen, der Gedanke kommt Ihnen, wenn Sie bereits an Ihrem Arbeitsplatz eingetroffen sind. Zu diesem Zeitpunkt führt er nur zum unproduktiven Grübeln.

Außerdem löst das Wiederkäuen früherer Ereignisse häufig nicht direkt Angst, aber Schuldgefühle oder Depressionen aus. Schuld lässt sich als sehr spezifische Form der Angst beschreiben, die sich auf Ereignisse in der Vergangenheit bezieht. Wie jede Angst kann auch ein schlechtes Gewissen eine nützliche Funktion in unserem Leben erfüllen. Schuldgefühle schärfen unsere Aufmerksamkeit für Entscheidungen, die unseren persönlichen ethischen oder moralischen Verhaltenskodex verletzen. Doch wenn Schuldgefühle anhalten, nachdem sie ihren Zweck erfüllt und uns vor der Wiederholung einer bestimmten Entscheidung gewarnt haben, sind sie Gegenstand des Grübelns und wahrscheinlich kontraproduktiv.

Immer wenn das Nachgrübeln über frühere Entscheidungen

oder Ereignisse von dem starken Wunsch begleitet ist, diese Entscheidungen oder Ereignisse umzukehren, geraten wir wahrscheinlich in eine depressive Stimmung. Depressionen, die dadurch gekennzeichnet sind, dass wir uns verschließen und nur noch in eingeschränktem Maß auf unsere Umwelt reagieren, resultieren häufig aus Situationen, in denen man sich hilflos fühlt und keine Handlungs- oder Entscheidungsmöglichkeiten sieht. Da wir keinen direkten Zugang zur Vergangenheit haben und frühere Ereignisse nicht ändern können, versetzt uns das Grübeln in genau diese Situation der Hilflosigkeit. Wenn wir unsere Energie und unser Bedürfnis nach Kontrolle auf frühere Ereignisse lenken, ist das wie der Versuch, einen Berg zu bewegen, indem wir dagegen drücken. Wie der Berg ist auch die Vergangenheit fest und unbeweglich. Je stärker wir uns gegen eine feststehende Realität stemmen, desto unbehaglicher werden wir uns fühlen.

Übung 4.3: Auf Grübeleien achten

Erstellen Sie eine Liste von den vergangenen Ereignissen, über die Sie in den vergangenen Tagen oder Wochen nachgegrübelt haben. Achten Sie darauf, ob diese Gedanken mit Gefühlen von Angst, Schuld oder Deprimiertheit einhergingen.

Sorge versus Planung & Problemlösung

Wie bereits dargelegt, neigen viele Menschen zu chronischer Besorgnis, weil sie, während sie sich Sorgen machen, überzeugt sind, zu planen oder Probleme zu lösen. Da sie etwas Nützliches und Produktives zu tun glauben, widerstrebt es ihnen, ihre Besorgtheit aufzugeben. »Wenn ich mir keine Gedanken darüber mache, gewinnt das Problem die Oberhand.« Denken Sie daran, dass Sich-Sorgen per definitionem unproduktiv ist. Durch die

Fähigkeit, zwischen Sich-Sorgen einerseits und Planung und Problemlösung andererseits zu unterscheiden, können Sie leichter erkennen, wann Sie unproduktiven Gedanken nachhängen, und diese Gedanken als »Sorgen« kennzeichnen.

Planung

Zu den wichtigsten Fähigkeiten des Menschen gehört, dass er sich künftige Ereignisse vorstellen und sie vorhersagen kann. Wie unser Sprach- und Denkvermögen unterscheidet uns diese Fähigkeit von anderen Spezies. Planung hat uns die Möglichkeit gegeben, unsere Umwelt in vielerlei Hinsicht zu beherrschen und zu gestalten – zum Guten wie zum Schlechten. Die Fähigkeit, unser künftiges Handeln Schritt für Schritt durch Sprache zu beschreiben, ist von wesentlicher Bedeutung für jedes von Menschen geschaffene Werk – vom Schinkensandwich bis zum Wolkenkratzer. Wenn wir planen, stellen wir einfach eine Liste über die Abfolge von Handlungen auf, die wir durchführen wollen. Die Fähigkeit, sich künftige Ereignisse auf diese Weise vorzustellen, erlaubt uns, die beste Reihenfolge für diese Aktionen festzulegen und möglicherweise auftauchende Probleme vorwegzunehmen. Diese Planung umfasst auch vernünftige Vorsichtsmaßnahmen, um vorhergesehene Probleme zu verhindern oder zu vermeiden. Wenn wir uns künftige Ereignisse oder Probleme ausmalen, ohne dass wir Handlungsschritte festlegen oder Vorkehrungen treffen können, dann planen wir nicht mehr – wir machen uns Sorgen.

Problemlösung

Ob uns ein Problem durch den Prozess des Planens erstmals bewusst wird oder unerwartet auftritt: Unsere erste Reaktion auf ein Problem umfasst immer ein gewisses Maß an Angst. Denken Sie daran, dass diese Angst oder Kampf-oder-Flucht-Erregung unsere spontane, biologisch programmierte Reaktion auf eine wahrgenommene Gefahr darstellt. Ein Problem ist eine Art von Bedrohung. Wenn wir mit einem plötzlich auftretenden oder mit einem erwarteten Problem konfrontiert werden, ist es jedenfalls hilfreich, wenn wir uns in einen wirksamen Problemlösungsprozess begeben. Wir lösen ein Problem, wenn wir potenzielle Lösungen entwickeln und sie bewerten. Dies ermöglicht uns, eine Auswahl zwischen verschiedenen Handlungsalternativen zu treffen. Wenn wir über ein Problem nachdenken, ohne mögliche Lösungen oder Bewertungen hervorzubringen, sind wir nicht mit Problemlösen beschäftigt, sondern mit Sorgenmachen.

Um festzustellen, ob Sie tatsächlich planen und Probleme lösen oder sich Sorgen machen, ist es hilfreich, auf das Ergebnis des Prozesses zu schauen:

Prozess	**Ergebnis**
Planen	Liste mit Handlungsschritten und möglichen Vorsichtsmaßnahmen
Problemlösen	Hervorbringen und Bewerten möglicher Lösungen
Sorgenmachen	Größere Angst, Zaudern und Vermeidung

Wenn wir besonders produktiv sind, wechseln wir häufig zwischen den beiden Prozessen des Planens und Problemlösens hin und her. Im Laufe der Planung nehmen wir ein Problem wahr und schalten auf den Problemlösemodus um. Wir listen Lösungen auf, wählen die beste aus und kehren wieder in den Planungsmodus zurück, um die Umsetzung der Lösung zu durchdenken. In einem späteren Kapitel werden wir die notwendigen Bestandteile einer erfolgreicher Planung und Problemlösung ausführlicher behandeln.

Achten Sie auf die Auslöser von Sorgen

Auf die Menschen, Orte und Ereignisse zu achten, die Besorgnis auslösen, hilft Ihnen, das Sich-Sorgen schneller zu bemerken. Das Ziel ist nicht, die Auslöser zu ermitteln und dann zu vermeiden. Vielmehr kann die Bewusstheit für häufige Sorgenauslöser Ihnen helfen, Situationen, in denen Sie wahrscheinlich zu der Kontrollreaktion neigen, schneller zu erfassen. Diese gestiegene Bewusstheit erleichtert die Anwendung des KLAAR-Ansatzes. Anstatt diese Auslöser zu meiden, ist es oft sinnvoller, sie aktiv zu suchen. In Kapitel 9 werden wir ausführlich darauf eingehen, dass der Versuch, diesen Situationen auszuweichen, mit der Zeit tatsächlich dazu führt, die Auslöser zu verstärken.

Auslöser für Besorgtheit können Situationen wie Reisen, soziale Interaktionen, Erkrankungen oder die Übernahme verantwortungsvoller Aufgaben sein. Auch bestimmte Personen können zu Auslösern werden. Viele Menschen machen sich zum Beispiel übertriebene Sorgen um Angehörige oder nahestehende Menschen oder stellen fest, dass ihre eigene Besorgnis wächst, wenn sie mit Leuten zusammen sind, die viel über ihre Sorgen sprechen. Vielleicht neigt man auch an bestimmten Orten, zum Beispiel am Arbeitsplatz oder an öffentlichen Orten, stärker zur Sorge als zu Hause. Für Menschen, die sich nachts schlaflos im Bett wälzen, kann tatsächlich das Bett zum Auslöser werden. Schließlich kann Besorgnis auch durch alle möglichen Verhaltensweisen oder Aktivitäten ausgelöst werden, wie zum Beispiel die Überprüfung der Kontoauszüge, das Anprobieren neuer Kleidungsstücke oder sogar durch die täglichen Abendnachrichten.

Übung 4.4: Die Wahrnehmung von Sorgenauslösern

Erstellen Sie eine Liste Ihrer persönlichen Sorgenauslöser. Versuchen Sie, die entsprechenden Situationen, Menschen, Orte und Verhaltensweisen zu ermitteln. Machen Sie sich die Auslöser bewusst und versuchen Sie nicht, ihnen auszuweichen, sondern sie als Chance zur Anwendung des KLAAR-Ansatzes zu betrachten.

Ermitteln Sie Ihre Sorgenthemen

Worüber machen Sie sich Sorgen? Die meisten Menschen stellen fest, dass sich ihre Sorgen in verschiedene Themen einteilen lassen. Zum Beispiel: Sorgen über die Gesundheit, über Beziehungen, über Finanzen, über katastrophale Ereignisse. Im Rahmen des einzelnen Sorgenthemas treten spezielle Sorgengedanken auf. So tauchen vielleicht beim Thema »Sorgen über die Gesundheit« Fragen auf wie: »Was ist, wenn ich Krebs habe?«

Durch die Auflistung Ihrer Sorgenthemen wird es Ihnen leichter fallen, Ihre Besorgnis zu bemerken, sobald sie auftaucht, und sie als solche zu kennzeichnen. Die Liste ist auch hilfreich für die strukturierten Konfrontations-Übungen, die in Kapitel 9 auf Sie warten.

Übung 4.5: Ermittlung der Sorgenthemen

Listen Sie Ihre häufigsten Sorgenthemen auf. Schreiben Sie für jede Themengruppe zwei oder drei Beispiele spezifischer Sorgengedanken auf, die sich üblicherweise bei diesem Thema einstellen. Werfen Sie noch einmal einen Blick auf die Sorgen, die Sie in den vorangehenden Übungen ermittelt haben, um eine möglichst vollständige Liste zu erstellen.

Beispiel:

Thema: Sorgen um meinen Job

»Mein Chef spricht kaum mit mir. Vielleicht mag er mich nicht?«

»Was ist, wenn ich dieses Projekt nicht rechtzeitig abschließe?«

»Werde ich eine neue Arbeit finden, wenn ich diesen Job verliere?«

Thema: Sorgen über meine Ehe

»Meine Frau behandelt mich, als wäre ich Luft für sie. Ist sie sauer auf mich?«

»Sollte ich sie bei der Arbeit anrufen, um nachzufragen?«

»Was mache ich, wenn die Ehe in die Brüche geht?«

Thema: Sorgen um Finanzen

»Was ist, wenn ich mein Konto nicht wieder ausgleichen kann?«

»Warum kann ich nicht so viel verdienen wie mein Schwager?«

»Warum bin ich gestern Abend in dieses teure Restaurant gegangen?«

Achten Sie auf Gefühle, die mit den Sorgen verbunden sind

Die Gefühle, die mit Besorgnis einhergehen, können ein breites Spektrum umfassen. Möglicherweise empfinden Sie Nervosität und Unruhe. Manche Leute sagen, sie fühlten sich nicht wohl in ihrer Haut. Manchmal wird Besorgtheit auch von Frustration, Reizbarkeit und Verärgerung begleitet. Die vielleicht unangenehmste Emotion für einige Menschen ist ein Gefühl drohenden Unheils. »Ich weiß einfach, dass etwas ganz Schreckliches geschehen wird.« Psychologen nennen diese Art des Denkens *Hypervigilanz* oder übertriebene Wachsamkeit. Als Teil der Kampf-oder-Flucht-Reaktion führt die Hypervigilanz dazu, dass das Gehirn Informationen auf voreingenommene Weise verarbeitet und unsere Wahrnehmung darauf ausrichtet, Anzeichen von Gefahr in unserer Umwelt zu entdecken. Wenn diese Reaktion voll aktiviert ist, wittern wir an jeder Ecke eine Bedrohung, ob real oder eingebildet. Würden wir im Wald leben, würden wir hinter jedem Baum oder Felsen ein Raubtier vermuten und bei jeder Bewegung oder jedem Geräusch zusammenzucken. Die Gedanken nahenden Unheils, die diese Hypervigilanz begleiten, sind irrational, aber schwer zu widerlegen. Tatsache ist, dass irgendwann irgendetwas Negatives geschehen wird. Wenn wir lange genug leben, wird jeder von uns einmal ernsthaft erkranken, einen schweren Unfall erleiden oder einen geliebten Menschen verlieren. Diese Ereignisse gehören zum Leben und werden irgendwann geschehen, ob wir sie voraussehen und uns davor fürchten oder nicht. Das Problem ist, dass wir keine Ahnung haben, wann diese Dinge passieren werden und welche speziellen Ereignisse das Schicksal für uns bereithält. Was wir hingegen wissen, ist, dass die Auseinandersetzung mit Gefühlen nahenden Unheils nicht nur ungeeignet ist, uns vor der Zukunft zu schützen, sondern uns daran hindert, das Beste aus der Gegenwart zu machen.

Machen Sie sich die Gefühle bewusst, die für Sie mit Besorgnis verbunden sind, sobald sie auftreten, ganz gleich ob Sie drohendes Unheil fürchten oder von Gefühlen wie Ruhelosigkeit, Reizbarkeit oder Unbehagen geplagt werden. Denken Sie daran, dass diese Empfindungen Teil Ihres »inneren« Erlebens sind und dass Sie daher nicht das Ziel haben, sie unter Kontrolle zu bringen, sondern sie zu beobachten und zu erleben. Gefühle müssen *gefühlt* werden. Das ist alles, was wir mit ihnen anfangen können. Schaffen Sie Raum für diese Emotionen, die Teil Ihrer Erfahrung sind. Achten Sie auch auf die Gedanken, die mit diesen Gefühlen einhergehen.

Übung 4.6: Beschreiben Sie Ihre Gefühle

Versuchen Sie, die Gefühle zu beschreiben, die sich einstellen, wenn Sie sich Sorgen machen. Erstellen Sie eine Liste. Diese Gefühle in Worte zu fassen (sie zu kennzeichnen), kann es leichter machen, sie wahrzunehmen und zu beobachten.

Achten Sie auf körperliche Empfindungen

Der erhöhte Erregungszustand, der Teil jeder Angst und Besorgnis ist, macht sich durch verschiedene körperliche Empfindungen bemerkbar. Welche dieser Erregungsanzeichen man besonders intensiv wahrnimmt oder als besonders störend empfindet, ist individuell verschieden. Zu den wahrgenommenen körperlichen Veränderungen können zum Beispiel die folgenden gehören: Herzrasen, Muskelschmerzen und -verspannungen, nervöse Zuckungen, Zittern, Kribbeln auf der Haut, kalte Hände und Füße, Kurzatmigkeit, Schwindel, Benommenheit, Hitzewallungen, Flimmern vor den Augen, Schwitzen, Schmetterlinge im Bauch, Übelkeit und trockener Mund.

Heute sind diese körperlichen Reaktionen größtenteils überflüssig – und gleichzeitig völlig unvermeidlich. Sie fallen ebenso wie Gedanken und Gefühle in die Kategorie des inneren Erlebens. Je angestrengter wir versuchen, sie zu unterdrücken oder loszuwerden, desto stärker scheinen sie zu werden. Die Wahrnehmung und Benennung dieser Anzeichen erleichtert es Ihnen, sie als Teil Ihrer Erfahrungen anzunehmen und Raum für sie zu schaffen.

Übung 4.7: Die Wahrnehmung von körperlichen Empfindungen

Wählen Sie eines der Sorgenthemen aus, das Sie in letzter Zeit besonders beschäftigt hat. Schließen Sie einen Moment lang die Augen und denken Sie an dieses Thema. Erlauben Sie sich selbst, sich auf einige »Was ist wenn …?«-Gedanken einzulassen und sich das schlimmstmögliche Szenario vorzustellen. Achten Sie darauf, wie Ihr Körper auf diese Vorstellungen reagiert. Lassen Sie in Gedanken einen prüfenden Blick über Ihren Körper gleiten – angefangen bei den Zehen, die Beine hoch, über den Rumpf, die Arme hinunter, über den Rücken und bis hin zu den Schultern. Fertigen Sie eine Liste aller körperlichen Empfindungen an, die Sie dabei wahrgenommen haben, ebenso wie von allen anderen Empfindungen, die Sie in der Vergangenheit mit Sich-Sorgen verbunden haben. Geben Sie jeder Reaktion ein Etikett wie »Kribbeln«, »Anspannung« oder »Schmetterlinge«. Durch diese Kennzeichnungen fällt es Ihnen leichter, die Empfindungen zu beobachten und schließlich zu akzeptieren, sobald sie auftreten.

Erkennen Sie Ihr Sorgenverhalten

»Sorgenverhalten« umfasst alles, was Sie in Reaktion auf eine Sorge oder Befürchtung tun. Für gewöhnlich ist dieses Verhalten darauf ausgerichtet, die Angst und Sorge zu vermeiden oder loszuwerden.

Vermeidung

Die vielleicht häufigste Art von Sorgenverhalten ist die Vermeidung, die in den unterschiedlichsten Formen auftreten kann. So neigt man möglicherweise dazu, bestimmten besorgniserregenden Situationen, Orten oder Aktivitäten auszuweichen. Wenn Sie sich zum Beispiel Sorgen über Krankheit oder Tod machen, vermeiden Sie es unter Umständen, ein Krankenhaus zu betreten oder Todesanzeigen zu lesen. Wer befürchtet, Opfer eines Verbrechens zu werden, meidet vielleicht bestimmte Nachrichtensendungen. Wenn Ihre Finanzen Sie in Sorge versetzen, vermeiden Sie es möglicherweise, Ihre Kontoauszüge anzusehen. Chronisch Besorgte scheuen sich auch, neue Aufgaben in Angriff zu nehmen oder ihre Träume zu verwirklichen, weil sie Angst haben zu scheitern. Indem man die Beförderung ausschlägt oder den Bildhauerkurs nicht besucht, kann man der Angst vor neuen Herausforderungen ebenso aus dem Weg gehen wie der Sorge, nicht gut genug zu sein. Bei den meisten Verhaltensweisen, die mit Sich-Sorgen verbunden sind, handelt es sich um die eine oder andere Form von Vermeidung. Was vermeidet man bei diesen Gelegenheiten? Normalerweise die Gedanken, Gefühle und Empfindungen, aus denen sich das innere Erleben zusammensetzt – die »Fahrgäste im Bus«. Doch wie wir wissen, hat der Versuch, diesen Fahrgästen auszuweichen, leider zur Folge, dass man ständig Umwege macht und den hohen Preis zahlt, ein anderes Leben zu führen, als man eigentlich möchte.

Zögern

Wenn wir zögern, sind wir in eine Art von Vermeidungsverhalten verstrickt, bei dem wir uns selbst sagen, es sei nur vorübergehend. In Wahrheit ist es jedoch häufig Teil eines größeren Musters, das uns davon abhält, uns auf die Dinge zuzubewegen, die wir am meisten wertschätzen. Durch das Zögern vermeidet man, über bestimmte Themen nachzudenken und die Angst zu spüren, die mit diesen Gedanken einhergeht. Viele Zauderer sind Perfektionisten und stellen bei bestimmten Aufgaben unrealistische Anforderungen an sich selbst. Das erzeugt Angst vor den Aufgaben, die man dann ständig vor sich herschiebt. Im Extremfall kann das Zögern dazu führen, dass die Person »geistig wegtritt«, in Lethargie verfällt und sich vollständig gelähmt fühlt. Menschen, die dieses Phänomen erleben, empfinden ein so vages Gefühl der Bedrohung, dass jede Reaktion die falsche zu sein scheint. Sie erstarren wie ein Reh im Scheinwerferkegel. Abgesehen von dem offensichtlichen Nachteil, dass man so im Leben nicht vorankommt, liegt das Problem beim Zaudern darin, dass schon der Akt des Zögerns die vermiedene Aufgabe noch furchteinflößender erscheinen lässt als vorher. Das kann zu weiterem Zögern und zu einem sich verschlimmernden Teufelskreis führen.

Zwischenmenschliche Vermeidung

Viele Menschen, die unter übermäßiger Besorgtheit leiden, vermeiden eine Vielzahl von sozialen Situationen, insbesondere solche, die nach Selbstbehauptung verlangen. Sie gehen Ereignissen aus dem Weg, bei denen sie neue Leute treffen oder jemandem begegnen, mit dem sie Streit haben. Wenn sie Bekannte treffen, vermeiden sie bei Gesprächen mitunter Blickkontakt. Sie schrecken davor zurück, in größeren Gruppen zu sprechen oder ihre Meinung zu äußern, weil sie sich Sorgen darüber machen, was andere von ihnen denken könnten. Zur *Selbstbehauptung* gehört, dass wir unsere Wünsche und Bedürfnisse äußern und nein zu anderen sagen. Beides widerstrebt vielen chronisch besorgten Menschen. Die Folge ist, dass sie sich oft überfordert fühlen und den Eindruck haben, mehr Zeit darauf zu verwenden, die Wünsche anderer zu erfüllen, als zu tun, was ihnen selbst wichtig erscheint. Wer die eigene Meinung nicht äußert, seine Wünsche und Bedürfnisse nicht formuliert oder nicht Nein sagen kann, ist in Vermeidungsstrategien gefangen.

Das Bedürfnis nach Rückversicherung oder Überprüfung

Weitere Formen des Sorgenverhaltens, die uns vorübergehend von unangenehmen Gefühlen befreien, bestehen darin, sich auf die eine oder andere Weise zu beruhigen. Das ist im Grunde eine weitere Form der Vermeidung, weil dieses rückversichernde Verhalten uns hilft, Gefühlen und Gedanken vorübergehend auszuweichen, bis die beruhigende Wirkung nachlässt. Zu diesem Streben nach Rückversicherung kann gehören, dass man häufig bei nahestehenden Menschen anruft, um zu hören, ob sie in Sicherheit sind, dass man wiederholt überprüft, ob Aufgaben erledigt oder korrekt ausgeführt wurden, oder dass man sich in übertriebener Weise bei anderen entschuldigt und nachbohrt, um sicherzustellen, dass man sie nicht gekränkt hat.

Besorgte Menschen haben häufig Schwierigkeiten, den Unterschied zwischen vernünftigen Sicherheitsvorkehrungen und Sorgenverhalten zu erkennen. Wie viel Nachprüfen ist zu viel? Um das herauszufinden, müssen wir den rationaleren Teil unseres Verstandes einschalten. Es gibt Situationen, in denen das Überprüfen einen konkreten Zweck erfüllt, und Situationen, in denen es einzig dem Zweck dient, die unmittelbare Angst zu lindern. Bei einem konkreten Zweck reicht es normalerweise aus, wenn man die Sache *einmal* überprüft. Bei allen weiteren Kontrollen handelt es sich normalerweise um ein sorgenbedingtes Verhalten. Eine nützliche Faustregel ist die »Briefkastenregel«: Nachdem man einen Brief in einen öffentlichen Briefkasten geworfen hat, kann es nützlich sein, die Klappe einmal zu öffnen, um zu überprüfen, ob der Brief tatsächlich hineingefallen ist. Das ist eine vernünftige Vorsichtsmaßnahme. Ein zweites Mal nachzusehen impliziert den Verdacht, dass der Brief aus dem Briefkasten gehüpft sei und sich irgendwie weigere, verschickt zu werden. Da dies nicht rational ist, entspricht ein zweimaliges Überprüfen einer sorgenbedingten Verhaltensweise.

Abergläubisches Verhalten

Bis zu einem gewissen Grad gehören bestimmte abergläubische Überzeugungen zu jeder Kultur. Menschen, die zu übersteigerter Sorge neigen, schenken dem Aberglauben jedoch häufig besonders große Aufmerksamkeit und entwickeln ganz eigene abergläubische Überzeugungen und Verhaltensweisen. Das kann die Form annehmen, dass man bestimmte Aktivitäten zu bestimmten Zeiten vermeidet oder sich auf spezielle Verhaltensweisen oder Rituale einlässt, um negative Ergebnisse zu korrigieren oder zu verhindern. So haben Menschen, die sich auf ein besonderes Ereignis freuen, vielleicht Angst, darüber zu reden, weil sie fürchten, dass es Unglück bringen könnte. Zu weiteren abergläubischen Verhaltensweisen gehört, dass man vor dem Verlassen des Hauses bestimmte Rituale durchführt, die eine sichere Rückkehr garantieren sollen, dass man nur in einem bestimmten Teil eines Busses oder Flugzeuges sitzen will oder bestimmte Gegenstände mit sich herumträgt, die »man immer dann braucht, wenn man sie nicht dabei hat«. Das Problem mit abergläubischen Verhaltensweisen ist, dass sie sich selbst verstärken. Wenn das erwartete Unglück ausbleibt, wird der Glaube an die Macht des abergläubischen Verhaltens gestärkt.

Zwanghaftes Verhalten

Bei vielen Menschen verbinden sich Angst und Sorge mit einer Vielzahl von nervösen Angewohnheiten: Sie kauen auf den Nägeln, tappen nervös mit dem Fuß, trommeln oder knacken mit den Fingern, drehen im Haar oder wiegen sich sogar hin und her. Es handelt sich dabei um ziellose Ausdrucksformen des erhöhten Erregungszustandes der Kampf-oder-Flucht-Reaktion. Wenn diese Gewohnheiten extreme Formen annehmen, können sie dem Betreffenden schaden oder sich störend auf sein Umfeld auswirken. Weitere zwanghafte Reaktionen auf chronische Besorgtheit umfassen Ess-Störungen sowie Alkohol- oder Drogenkonsum.

All diese Verhaltensmuster dienen auf mehr oder weniger subtile Art der Vermeidung von Emotionen und Erfahrungen. Wenn Sie sich diese Gewohnheiten bewusster machen, wird Ihnen auch Ihr Sich-Sorgen bewusster werden. Das Abblocken oder Unterbinden dieses Zwangsverhaltens bietet die Chance, die Gedanken, Gefühle und Empfindungen, die dadurch vorübergehend vermieden oder abgeschwächt werden, zu beobachten, zu erleben und schließlich zu akzeptieren.

Übung 4.8: Erkennen Sie Ihr Sorgenverhalten

Erstellen Sie eine Liste der häufigsten Formen Ihres Sorgenverhaltens. Überlegen Sie, welche Situationen, Menschen oder Orte Sie möglicherweise meiden. Notieren Sie alle Aufgaben, auf die Sie mit Zögern reagieren. Gibt es irgendwelche zwischenmenschlichen Situationen, denen Sie ausweichen? Oder Situationen, in denen Sie sich behaupten müssten? Schreiben Sie alle Verhaltensweisen auf, die der Rückversicherung oder Überprüfung dienen ebenso wie Handlungsweisen, die auf abergläubischen Überzeugungen beruhen. Fragen Sie sich schließlich auch, ob es irgendwelche Formen von Zwangsverhalten gibt, die Sie an den Tag legen.

Besorgtheit beobachten

Nachdem Sie jetzt Ihre häufigsten Sorgenauslöser ebenso wie die verschiedenen Arten von Gedanken, Gefühlen und körperlichen Empfindungen ermittelt und überlegt haben, mit welchen Verhaltensweisen Sie darauf reagieren, ist es an der Zeit, diese Bewusstheit praktisch umzusetzen und Ihre Besorgnis den ganzen Tag über zu beobachten. Auch wenn Sie vielleicht das Gefühl haben, bereits genug über Ihre Sorgen nachzudenken, verwenden Sie vermutlich einen Gutteil der Zeit darauf, die Sorgen wegzuschieben und die damit einhergehende Angst zu vermeiden. Wie in den letzten beiden Kapiteln dargelegt, ist diese Strategie nicht besonders effektiv. Wenn wir anfangen, aktiv nach der Besorgnis Ausschau zu halten und sie als »Sorge« zu kennzeichnen, sobald sie einsetzt, sinkt die Wahrscheinlichkeit, dass Sie von sorgenvollen Gedanken überwältigt werden und in gewohnter Weise versuchen, dagegen anzukämpfen.

Die Beobachtung von Innen und Außen

Wenden Sie über mehrere Tage das in Abbildung 4.1 wiedergegebene Beobachtungsformat an, um Ihre Sorgen aufzuzeichnen, sobald sie auftauchen. Fertigen Sie Kopien von dem Formular an, die Sie bei sich tragen, oder verwenden Sie das Innen-/Außen-Schema, um Ihre Sorgen in Ihrem Notizbuch festzuhalten. Sobald Sie sich einer Angst oder Sorge bewusst werden, versuchen Sie, alle Elemente Ihrer Besorgniserfahrung sofort aufzuschreiben. Vielleicht geraten Sie in Versuchung, bis zum Abend zu warten und das Erlebnis zu rekonstruieren, aber das ist wesentlich ineffektiver. Abgesehen davon, dass Sie die Details Ihrer Besorgniserfahrung vergessen, hilft Ihnen die Aktivität des sofortigen Aufzeichnens auch dabei, mehr Objektivität und Abstand beim direkten Erleben Ihrer Gedanken, Gefühle und Empfindungen zu entwickeln.

Tragen Sie auf der linken Seite des Beobachtungsbogens ein, durch welche Situation, Person oder welches Ereignis die Sorge ausgelöst wurde. Wenn Sie sich nicht sicher sind, was der Auslöser war, schreiben Sie einfach auf, wo Sie sich befunden haben und zu welcher Tageszeit die Sorge einsetzte. Notieren Sie dann in dem umrandeten Feld alle sorgenbezogenen Gedanken, Gefühle oder körperlichen Empfindungen, deren Sie sich bewusst sind. Setzen Sie die Gedanken in Anführungszeichen, um sich selbst daran zu erinnern, dass es nur Gedanken sind. Schreiben Sie dann auf der rechten Hälfte der Blattes, außerhalb des um-

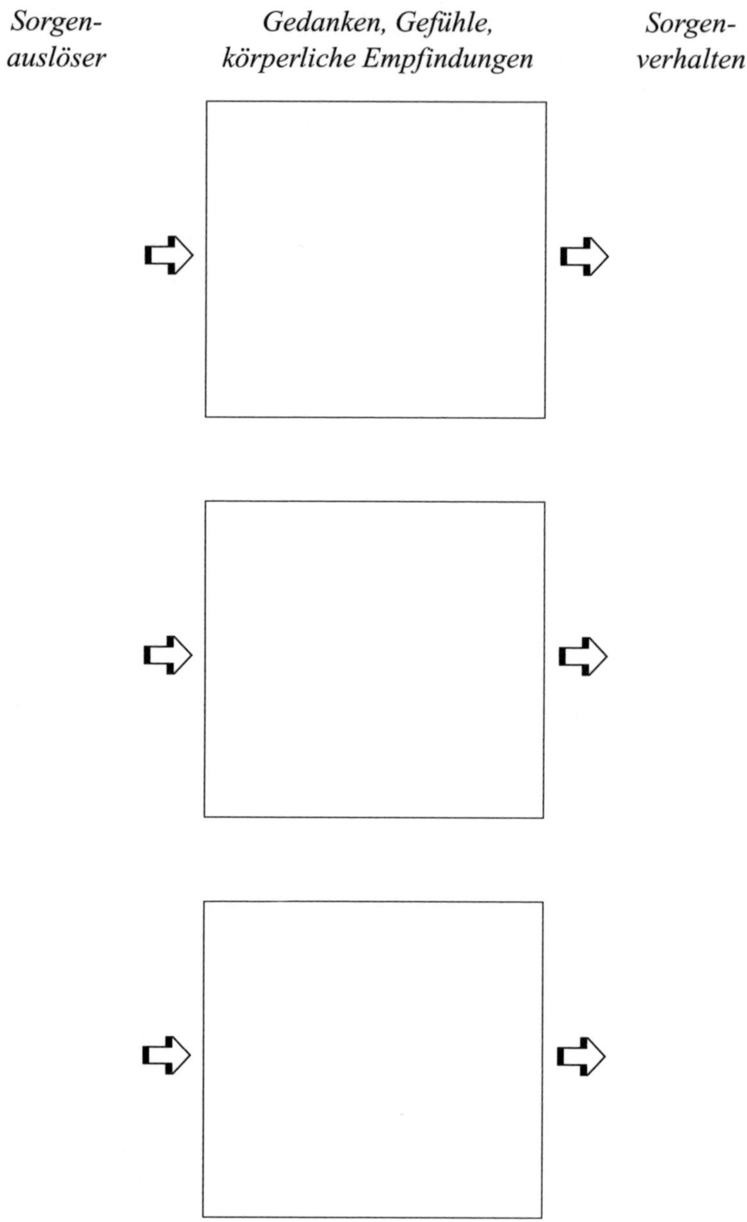

Abbildung 4.1: *Formular Außen-/Innen-Beobachtung*

Sorgenauslöser	*Gedanken, Gefühle, körperliche Empfindungen*	*Sorgenverhalten*
Fernsehbericht über eine Frau mit Krebs	*»Was ist, wenn ich an Krebs erkranke?«* *»Ich bin in letzter Zeit immer so leicht erschöpft. Bin ich ernsthaft krank?«* *Anspannung, Unbehagen* *Schmetterlinge im Bauch*	Programm gewechselt
Bob hat seit unserem Essen am Montagabend nicht angerufen	*»Hab ich etwas gesagt, das ihn gekränkt hat?«* *Nervös und unruhig* *Komisches Gefühl im Magen, verspannte Schultern*	Bei Bob angerufen, um zu fragen, ob alles in Ordnung ist
Habe mir heute Morgen neues Hemd gekauft	*»Kann ich mir im Moment wirklich neue Klamotten leisten?«* *»Werde ich genug Geld für die Steuern haben?«* *Abgelenkt, verärgert, gereizt*	Herumgetrödelt Blick in die Kontoauszüge vermieden

Abbildung 4.2: *Beispiele Außen-/Innen-Beobachtung*

randeten Feldes, alle sorgenbedingten Verhaltensweisen auf, die ihnen auffallen. Wenn Sie zum Beispiel ein rückversicherndes oder anderes Vermeidungsverhalten bemerken, notieren Sie diese Beobachtung hier. Schauen Sie sich das Beispielformular in Abbildung 4.2 an.

Notieren und kennzeichnen Sie Sorgengedanken

Wenn Sie Ihre Sorgengedanken mehrere Tage lang aufzeichnen, werden Sie allmählich eine objektivere Perspektive entwickeln, aus der Sie Ihre Gedanken, Gefühle und Empfindungen betrachten können. Sie werden allmählich Ihre Gedanken *ansehen*, anstatt die Welt *durch* sie hindurch zu sehen, was Ihnen letztlich erlauben wird, anders auf sie zu reagieren. Das Aufzeichnen Ihrer Gedanken wird Ihnen auch helfen, sich den Unterschied zwischen Außen und Innen bewusster zu machen. Wenn Sie den KLAAR-Ansatz umsetzen, wenden Sie die ersten vier Schritte (KLAA) auf alles an, was Sie in das umrandete Feld eintragen. Den letzten Schritt (R) nutzen Sie für alles, was sich außerhalb des Kastens befindet.

Das Notieren und Kennzeichnen Ihrer Sorgengedanken ist der erste Schritt des KLAAR-Ansatzes. Wenn Sie diesen Schritt ausführen, wird Ihre Kampf-oder-Flucht-Reaktion häufig schon aktiviert sein. Das nächste Kapitel hilft Ihnen, den Kontrollimpuls aufzugeben, der häufig mit dieser Reaktion einhergeht, was Raum für die folgenden Schritte schafft.

Kapitel 5

Das Unterlassen von Kontrollversuchen

Die Kampf-oder-Flucht-Erregung ist ein wesentlicher Bestandteil der Sorgenerfahrung. Sie soll uns in erster Linie darauf vorbereiten, einen bestimmten Aspekt unserer Umwelt unter Kontrolle zu bringen, um die Bedrohung abzuwenden, die eben diese Erregung ausgelöst hat. Deshalb liegt der Schwerpunkt dieses Kapitels auf der Entwicklung der Fähigkeit, die Kampf-oder-Flucht-Reaktion vorübergehend zu unterbrechen oder zu verlangsamen und so auch die damit einhergehende Angst und Sorge. Viele der vorgestellten Übungen lassen sich als Entspannungsübungen beschreiben, da sie die Angst und Verkrampfung lindern und zur Entspannung und zum Wohlgefühl beitragen.

Wenn Sie diese Übungen durchführen, werden Sie die positiven Gefühle wahrscheinlich genießen und hoffentlich ein gewisses Maß an Erleichterung von den Muskelschmerzen, dem Kopfweh und anderen körperlichen Beschwerden erfahren, die mit chronischer Übererregung verbunden sind. Doch wenn Sie diese Übungen im Kontext des KLAAR-Ansatzes anwenden, besteht das Ziel nicht darin, die Angst loszuwerden. Vielmehr sind die Übungen oder manchmal kleine Teile der Übungen darauf ausgerichtet, die automatische Kontrollreaktion vorübergehend oder teilweise zu unterbrechen und zu stören, um Raum für die neuen Reaktionen der Akzeptanz und Achtsamkeit zu schaffen.

Zugang zur Kampf-oder-Flucht-Reaktion

Bei den meisten körperlichen Veränderungen, die Teil der Kampf-oder-Flucht-Reaktion sind, handelt es sich um körperliche Funktionen, zu denen Sie keinen direkten Zugang haben. Veränderungen des Herzschlags, der Blutzufuhr und der Verdauung, eine Erweiterung der Pupillen oder die Transpiration unterliegen kaum oder gar nicht der bewussten Steuerung. Doch zwei körperliche Prozesse, die an der Kampf-oder-Flucht-Erregung beteiligt sind, können wir beeinflussen: Atmung und Muskelspannung. Von den beiden bietet die Atmung den leichteren Zugang. Man kann beeinflussen, ob man schnell oder langsam, flach oder tief, durch Mund oder Nase atmet. Indem wir die Atmung manipulieren, ist es möglich, die Kampf-oder-Flucht-Reaktion zu verlangsamen und sogar umzukehren. In geringerem Maße können wir auch den Grad unserer Muskelanspannung steuern. Die meisten Menschen sind zum Beispiel in der Lage, ihre Armmuskeln anzuspannen, indem sie die Hand zur Faust ballen. Eine Entspannung der Muskeln zu bewirken ist schwieriger, aber nicht unmöglich.

Durch die Ausführung der hier vorgestellten Übungen können Sie lernen, die Muskeln in Ihren Armen und in anderen Muskelgruppen, bei denen chronisches Sich-Sorgen zu Problemen führen, zu lockern, wie Schultern, Rücken, Kinn, Gesicht etc. Bei der Anwendung des KLAAR-Ansatzes ist es nicht notwendig, eine bestimmte Muskelpartie zu entspannen oder sie auf Dauer zu lockern. Vielmehr kann die vorübergehende Entspannung *einiger* Muskeln Sie symbolisch daran erinnern, dass Sie die Kontrollversuche aufgeben wollen, um sich auf Akzeptanz und Achtsamkeit gegenüber Gedanken, Gefühlen und Empfindungen einzustellen. Paradoxerweise können die Empfindungen, auf deren Akzeptanz Sie sich durch das Unterlassen der Kontrollversuche vorbereiten, sogar eine gewisse Anspannung von Muskeln umfassen.

Bevor wir uns den konkreten Methoden zur Veränderung der Atmung und zur Muskelentspannung zuwenden, ist es wichtig, einen weiteren Aspekt der Kampf-oder-Flucht-Reaktion zu verstehen. In gewisser Weise handelt es sich bei diesem Erregungszustand um eine Alles-oder-nichts-Angelegenheit. Alle damit verbundenen Veränderungen werden von einem speziellen Teil Ihres Nervensystems, dem *Sympathikus*, gesteuert. Sobald eine Bedrohung vorüber ist und der Körper anfängt, sich zu entspannen, setzt eine andere Reaktion, das Gegenteil der Kampf-oder-Flucht-Reaktion, ein. Diese sogenannte *Entspannungsreaktion*, wird von einem völlig anderen System, dem *Parasympathikus*, gesteuert. Das Entscheidende ist, dass die beiden Systeme nicht gleichzeitig aktiviert sein können. Sie sind wie zwei Fahrstuhlführer, von denen der eine nur weiß, wie man hochfährt, und der andere nur weiß, wie man herunterfährt. Ihr Körper ist der Fahrstuhl, der immer nur von einem dieser beiden Steuerleute in Betrieb gehalten wird.

Atmung

Bevor wir ausführlich auf die Atmung eingehen, machen Sie den folgenden einfachen Test:

Übung 5.1: Atmungstest

Setzen Sie sich aufrecht auf einen bequemen Stuhl und stellen Sie die Füße flach auf dem Boden. Legen Sie eine Hand flach auf Ihre Brust und die andere flach auf den Bauch, direkt über den Bauchnabel. Machen Sie mehrere langsame, tiefe Atemzüge. Achten Sie darauf, welche Ihrer Hände sich dabei bewegt. Welche Hand bewegt sich am stärksten, während Sie einatmen? Atmen Sie in erster Linie in Ihre Brust oder hauptsächlich in Ihren Bauch? Wenn Sie sowohl mit der Brust als auch mit dem Bauch atmen, von wo geht die Atmung aus? Zu wie viel Prozent liegt die Bewegung in der Brust und zu wie viel im Bauch? Beträgt das Verhältnis 50 zu 50? 80 zu 20?

Allgemein gesprochen gibt es zwei Möglichkeiten, wie wir atmen können: hoch in der Brust oder tief im Bauch. Von welcher Stelle die Atmung ausgeht, hat zusammen mit dem Tempo eine erhebliche Wirkung darauf, wie wir uns fühlen. Eine langsame, tief aus dem Bauch kommende Atmung ist mit Gefühlen der Ruhe und Entspannung verbunden. Die »Bauchatmung« führt zu einer erhöhten Sauerstoffzufuhr in den Muskeln und fördert die Entspannung. Sie regt auch die Entspannungsreaktion des Parasympathikus an.

Wenn wir ruhen und entspannt sind, atmen wir in der Regel mit dem Bauch. Dazu nutzen wir einen Muskel, das Zwerchfell, das direkt unter dem Brustkorb liegt. Wenn Sie ein Baby beim Schlafen beobachten, wird Ihnen auffallen, dass es fast ausschließlich mit dem Bauch atmet. Wird in einer Gefahren- oder Stress-Situation die Kampf-oder-Flucht-Reation aktiviert, fangen die meisten Menschen an, höher in der Brust zu atmen. Manche Leute gewöhnen sich diese Art der Atmung an, auch wenn sie nicht besonders gestresst oder verängstigt sind.

Die »Brustatmung« löst eine Reihe von Veränderungen im normalen Ablauf körperlicher Prozesse aus. Erstens reduziert sie die Menge an Kohlendioxid im Körper und senkt den Säuregehalt des Bluts. Auf diesen niedrigen Säure- oder *basischen* Blutgehalt reagiert der Körper mit einer Verengung der Blutgefäße in bestimmten Körperteilen. Das Ergebnis ist eine Verringerung der Blutzufuhr zum Gehirn und zu bestimmten anderen Bereichen. Diese Veränderung ist nicht gefährlich, aber sie gehört zur Kampf-oder-Flucht-Erregung und löst alle weiteren damit verbundenen körperlichen Reaktionen aus. Schon eine kaum merkliche leichte Brustatmung, die längere Zeit anhält, kann dazu führen, dass der Körper bereits bei milden Stressoren auf eine Kampf-oder-Flucht-Reaktion eingestellt wird.

Wer lernt, hauptsächlich mit dem Bauch und dem Zwerchfell zu atmen, kann das Grundniveau der täglichen Angst und Erregung senken. Wenn Sie bei plötzlich ansteigender Angst und Sorge einige Male tief in den Bauch atmen, fällt es Ihnen leichter, dem Kontrollimpuls nicht zu folgen, sondern stattdessen die Akzeptanz- und Achtsamkeitsstrategien anzuwenden. Wenn Sie seit langem hauptsächlich zur Brustatmung neigen, bereitet es Ihnen anfangs möglicherweise Schwierigkeiten oder Unbehagen, zur Bauchatmung zu wechseln. Die regelmäßige Durchführung der folgenden Übungen führt zu einer Streckung des Zwerchfells und hilft Ihnen, allmählich besser zu erkennen, wie sich richtige Bauchatmung anfühlt.

Übung 5.2: Die Telefonbuch-Übung

Für diese Übung brauchen Sie ein großes Telefonbuch. Legen Sie sich flach auf den Rücken auf den Boden. Sie können die Beine nach Belieben ausstrecken oder die Knie anwinkeln. Legen Sie sich das Telefonbuch auf den Bauch. Es sollte direkt unter Ihrem Brustkorb liegen und den Bauchnabel bedecken. Lassen Sie die Arme locker an den Seiten ruhen. Atmen Sie durch die Nase ein und versuchen Sie, den Atem bis hinunter in den Bauchnabel zu ziehen. Das erste Ziel dieser Übung besteht darin, das Telefonbuch bei jedem Einatmen so hoch wie möglich anzuheben.

Stellen Sie sich vor, Sie würden einen Ballon in Ihrem Innern aufblasen, der dann das Telefonbuch anhebt. Wenn Sie so weit eingeatmet haben, wie Sie können, halten Sie ein oder zwei Sekunden inne und lassen Sie die Luft dann langsam durch den Mund wieder heraus. Atmen Sie langsam und vollständig aus, bevor Sie erneut durch die Nase einatmen. Spüren Sie, wie das Telefonbuch sich bei jedem Atemzug hebt und senkt. Das zweite Ziel der Übung besteht darin, körperlich zu entspannen. Während Sie weiterhin tief und langsam ein- und ausatmen, entspannen Sie Schultern und Arme, indem Sie sie gleichsam »in« den Boden sinken lassen. Stellen Sie sich vor, dass sich all Ihre Muskeln entspannen, weil der Boden das gesamte Gewicht trägt.

Diese Übung streckt und stärkt das Zwerchfell und andere Muskeln, die an einer richtigen Bauchatmung beteiligt sind. Konzentrieren Sie sich darauf, wie es sich anfühlt, auf diese Weise zu atmen, so werden Sie vertrauter mit dem Einsatz Ihres Zwerchfells. Dadurch wird es Ihnen leichter fallen, auch bei anderen Gelegenheiten und in sitzender oder stehender Position in den Bauch zu atmen. Es ist wichtig, dass Sie durch die Nase ein- und durch den Mund wieder ausatmen, weil Sie dadurch den Luftstrom regulieren. Wenn wir Schwierigkeiten haben, tief einzuatmen, hängt das häufig damit zusammen, dass wir nicht vollständig ausgeatmet haben. Wenn alte Luft in der Lunge gefangen bleibt, ist weniger Raum für neue Luft vorhanden. Da (bei den meisten Menschen) der Mund größer ist als die Nase, kann man durch den Mund schneller eine größere Menge Luft ausatmen. Das Einatmen durch die Nase sorgt dafür, das Sie die Luft nicht zu schnell aufnehmen, was zu einigen derselben Probleme führen kann, wie sie bei der Brustatmung auftreten.

Führen Sie die Telefonbuchübung anfangs mindestens einmal am Tag für 10 oder 15 Minuten durch. Eine gute Zeit dafür ist der Abend, bevor Sie ins Bett gehen. Aber machen Sie die Übung auf dem Boden und nicht im Bett, damit Sie nicht einschlafen, bevor Sie sie beendet haben. Versuchen Sie, diese Atemübung zu einer festen Gewohnheit wie Zähneputzen zu machen. Wer mag, kann sich zur Erinnerung einen Merkzettel an seine Zahnbürste kleben.

Das Atmen nicht vergessen

Wenn Sie ein Gefühl für die Bauchatmung bei der Bodenübung entwickelt haben, sollten Sie anfangen, die Übung im Laufe des Tages auch im Sitzen oder Stehen durchzuführen. Versuchen Sie, die Atemübung mit Ruhemomenten im täglichen Ablauf zu verbinden. Wenn Sie zum Beispiel beim Autofahren an einer roten Ampel halten müssen, so ist das eine ideale Gelegenheit, um die Bauchatmung zu üben. Ähnliches gilt, wenn Sie darauf warten, dass Ihr Computer hochfährt, oder am Kopierer stehen. Lassen Sie das Telefon etwas länger klingeln, um einmal tief in den Bauch zu atmen, bevor Sie den Hörer abnehmen. Weitere Gelegenheiten bieten sich, wenn Sie in der Schlange an der Supermarktkasse stehen, Ihr Essen in der Mikrowelle aufwärmen, vor einem Fahrstuhl warten, beim Fernsehen, Musikhören, in der Dusche oder in diesem Moment, während Sie dieses Buch lesen. Wenn Sie daran denken, im Laufe des Tages immer wieder tief und langsam über das Zwerchfell zu atmen, werden Sie schließlich den Großteil Ihrer Zeit in den Bauch atmen, ohne überhaupt darüber nachzudenken. Wenn Sie tiefe, achtsame Atemzüge in Ihre tägliche Routine aufnehmen, so ist das zudem eine großartige Methode, mehr kleine Freiräume in den Tag einzubauen und das Tempo ein bisschen zu drosseln. Höchstwahrscheinlich werden Sie feststellen, dass eine derartige Drosselung des Tempos Ihre Produktivität keineswegs verringert, sondern tatsächlich das Gegenteil bewirkt.

Übung 5.3: Atmen nicht vergessen

Besorgen Sie sich in einem Schreibwarenladen etwa ein Dutzend kleiner Sticker, die Ihnen gefallen. Verteilen Sie die Sticker an verschiedenen Orten, wo Sie Ihnen im Laufe des Tages sehr wahrscheinlich ins Auge fallen: in Ihrem Auto, auf dem Kühlschrank, an Ihrem Schlüsselanhänger, auf dem Badezimmerspiegel oder auf Ihrem Schreibtisch etc. Wenn Sie im Laufe des Tages einen der Sticker sehen, atmen Sie tief und langsam in den Bauch ein. Halten Sie einen Moment inne und lassen Sie die Luft dann langsam wieder heraus.

Atmen, um das Kontrollverhalten zu unterlassen

Auf welche Weise Sie im Laufe des Tages atmen, hat großen Einfluss auf das Grundniveau Ihrer körperlichen Erregung. Das ist der Grad der Erregung, in dem Sie sich den Großteil des Tages befinden, während Sie sitzen oder sich im normalen Tempo bewegen. Es ist das körperliche Pendant zum Leerlauf des Autos. Wenn Sie im Allgemeinen zur Brustatmung neigen, sind Sie unter Umständen ein Mensch mit »hohem Leerlauf«, auch Typ-A-Persönlichkeit genannt. Der A-Typus neigt zu einem höheren Blutdruck und entwickelt eher stressbedingte Erkrankungen. Er ist auch anfälliger für Sorgen. Wenn Sie die Bauchatmung üben und sich allmählich daran gewöhnen, Ihr Zwerchfell den ganzen Tag über zu nutzen, können Sie das Grundniveau der Erregung senken. Dann werden Sie, auch wenn Sie sich tatsächlich einmal Sorgen machen, nicht so schnell ein extrem hohes Angstniveau erreichen. Außerdem stellen Sie möglicherweise fest, dass die Bauchatmung Ihnen eine gewisse Erleichterung von Muskelschmerzen verschafft, weil bei der Bauchatmung mehr Sauerstoff zu den Muskeln transportiert und dadurch die Verkrampfung verringert wird.

Wenn Sie die Bauchatmung im Rahmen des KLAAR-Ansatzes anwenden, ist die Verringerung des Angstniveaus und der Muskelspannung allerdings nur ein angenehmer Nebeneffekt, denn Ihr eigentliches Ziel ist ein anderes. In jenen Momenten, in denen Sie mit wachsender Angst und Sorge konfrontiert sind, wird der Versuch, die Gefühle »wegzuatmen«, wahrscheinlich nicht funktionieren, sondern die Frustration und das Unbehagen eher noch verstärken. Nutzen Sie die Bauchatmung in Verbindung mit einer leichten Lockerung der Muskeln vielmehr als Methode, um sich daran zu erinnern, dass Sie die Kontrollversuche unterlassen wollen. Die Bauchatmung hilft Ihnen, die Muskeln zu entspannen, was Ihnen wiederum hilft, sich nicht auf Ihre Angstgefühle und Sorgengedanken zu »versteifen«. Denken Sie daran, dass verkrampfte Muskeln und andere Elemente des Kampf-oder-Flucht-Impulses zur Kontrollreaktion gehören. Eine Lockerung der Muskeln erleichtert Ihnen, diese Reaktion zu unterbrechen.

Muskelspannung

Die vielleicht bemerkenswerteste körperliche Veränderung, die während der Kampf-oder-Flucht-Reaktion auftritt, ist der Anstieg der Muskelspannung in den großen Muskeln der Beine, Arme, Schultern, des Nackens und des Kinns. Das hat einen Sinn, weil wir diese Muskeln sowohl fürs Kämpfen als auch fürs Flüchten brauchen. Eine höhere Muskelanspannung in Schultern, Rücken und Armen bereitet uns auf den Nahkampf mit unseren Feinden vor. Sie kann allerdings auch zu Rückenschmerzen und zu Zittern in Armen und Händen führen. Das Zusammenpressen der Kiefermuskulatur ist eine ähnlich aggressive Reaktion, durch die Gesichts- und Kopfmuskeln angespannt werden, was Schmerzen im Gesicht, Kopfweh und Dröhnen in den Ohren auslösen kann. Die Anspannung der großen Beinmuskeln bereitet uns darauf vor, Reißaus vor Raubtieren zu nehmen, und trägt ebenfalls häufig zu Schmerzen und Muskelkrämpfen bei.

Vor der Durchführung der folgenden Übungen ist es hilfreich, sich die Bedeutung der Muskelanspannung zu vergegenwärtigen. Auf einer mechanischen Ebene kommt es zur Anspannung der Muskeln, weil sie mit Blut gefüllt sind. Wenn Blut für längere Zeit im Muskel gefangen ist, bauen sich allmählich toxische Stoffe im Gewebe auf. In den folgenden Übungen lernen Sie, wie Sie mechanisch Blut und Toxine aus den Muskeln pumpen können, indem Sie die Muskeln abwechselnd anspannen und entspannen. Dadurch kann frisches Blut in den Muskel strömen, was Sie als wärmende und entspannende Empfindung wahrnehmen werden. Eine tiefe Bauchatmung erleichtert diese Entspannung der Muskeln, weil sie den Sauerstoffgehalt im Gewebe erhöht.

In allen folgenden Übungen spannen Sie beim Einatmen die Muskeln an und entspannen sie, wenn Sie die Luft wieder herauslassen. Das Ausatmen und das Lockern der Muskeln werden schließlich zu Auslösern dafür werden, dass Ihre Kontrollreaktion aufhört. Achten Sie darauf, dass Sie die einzelnen Muskelgruppen zwar kräftig anspannen, es aber nicht übertreiben. Sie müssen nicht Ihre oberste Leistungsgrenze erreichen. Wenn Sie ausatmen und langsam loslassen, konzentrieren Sie sich auf die Empfindungen, die mit der Entspannung des Muskels verbunden sind, und sagen sich im Stillen die Worte: »Lass los.« Führen Sie zunächst jeden einzelnen Schritt dieser Übungen durch, indem Sie die Augen geöffnet lassen und die Anweisungen lesen. Sie können sich selbst auch auf Video aufnehmen, während Sie die Instruktionen langsam und deutlich vortragen und sich das Band anhören, wenn Sie die Übung durchführen.

Übung 5.4: Erweiterte Muskelentspannung

Setzen Sie sich aufrecht auf einen bequemen Stuhl, der eine gute Rückenstütze hat. Stellen Sie beide Füße flach auf den Boden. Schließen Sie die Augen. Atmen Sie tief ein und lassen Sie die Luft langsam wieder heraus. Beim nächsten Einatmen:

1. Rollen Sie die Zehen ein. Halten Sie einen Moment inne. Während Sie die Zehen dann langsam wieder entspannen, denken Sie: »Lass los …« Konzentrieren Sie sich darauf, wie es sich anfühlt, die Zehen zu entspannen. Achten Sie darauf, wie unterschiedlich es sich anfühlt, wenn Sie die Zehen anspannen und wieder entspannen. Wiederholen Sie diesen Schritt.
2. Heben Sie die Fußspitzen an, so dass Ihre Zehen und gestreckten Füße zur Decke zeigen. Atmen Sie tief ein und halten Sie inne. Senken Sie die Füße behutsam wieder auf den Boden, atmen Sie langsam aus und konzentrieren Sie

sich auf die Muskeln auf der Vorderseite Ihrer Unterschenkel. Achten Sie darauf, wie sie sich anfühlen, wenn Sie die Füße stärker entspannen. Denken Sie: »Lass los …«

3. Heben Sie jetzt die Fersen in Richtung Decke an, während Sie die Zehen auf dem Boden lassen. Achten Sie darauf, wie sich die Muskeln auf der Rückseite Ihrer Unterschenkel anspannen. Atmen Sie tief ein, halten Sie einen Moment inne. Atmen Sie aus und entspannen Sie dabei nach und nach, während Sie sich darauf konzentrieren, wie es sich anfühlt, wenn die Entspannung einsetzt.
4. Führen Sie beim Einatmen die Knie aufeinander zu. Während Sie die Knie nach innen drücken (sie müssen sich nicht berühren), achten Sie darauf, wie sich die Muskeln an der Innenseite Ihrer Oberschenkel anspannen. Entspannen Sie die Muskeln, während Sie ausatmen und die Knie wieder locker auseinanderfallen lassen.
5. Bewegen Sie die Knie jetzt auseinander und spannen Sie die Muskeln an der Außenseite Ihrer Oberschenkel sowie Ihre Gesäßmuskulatur an. Atmen Sie langsam ein. Denken Sie beim Ausatmen: »Lass los …«, während Sie die Knie wieder dichter zusammenbringen und alle Muskeln entspannen.
6. Setzen Sie sich gerader im Stuhl auf, drücken Sie den Brustkorb leicht nach vorn und heben Sie die Schultern in Richtung Ohren. Atmen Sie tief ein, während Sie den Oberkörper gerade halten. Halten Sie einen Moment inne. Während Sie langsam ausatmen, lassen Sie sich in den Stuhl zurückfallen. Achten Sie darauf, wie Ihr Rücken und Ihre Schultermuskulatur sich beim Entspannen anfühlen.
7. Atmen Sie ein, öffnen Sie den Mund und ziehen Sie die Augenbrauen hoch, als wollten Sie Ihre Gesichtszüge so groß wie möglich machen. Halten Sie den Atem an, schürzen Sie die Lippen und kneifen Sie die Augen zusammen, als wollten Sie Ihr Gesicht so klein wie möglich machen. Entspannen Sie beim Ausatmen alle Gesichtszüge und lassen Sie den Unterkiefer fallen.
8. Ballen Sie beide Hände zu Fäusten und beugen Sie die

Arme an den Ellenbogen, um die Fäuste an die Schultern zu führen. Spannen Sie Fäuste und Arme an, während Sie einatmen. Halten Sie inne. Atmen Sie langsam aus, während Sie sacht die Arme senken und die Fäuste öffnen. Achten Sie darauf, wie sich die Armmuskeln beim Entspannen anfühlen, sagen Sie sich: »Lass los …«

Atmen Sie weiterhin tief und langsam und lassen Sie Ihre gesamten Muskeln mit jedem Atemzug weiter entspannen. Wenn Sie sich einer Verkrampfung im Körper bewusst werden, stellen Sie sich vor, Sie würden Luft in diesen Teil des Körpers atmen. Stellen Sie sich dann vor, wie die Spannung entweicht, während Sie ausatmen und sich erneut sagen: »Lass los …«. Genießen Sie diesen entspannten Zustand, solange Sie wollen, bevor Sie die Augen wieder öffnen.

Bei der Durchführung dieser Übung ist es sehr wichtig, sich darauf zu konzentrieren, wie sich Ihre Muskeln anfühlen, wenn Sie sie anspannen und wenn Sie sie entspannen. Indem Sie sehr aufmerksam darauf achten, bringen Sie sich selbst bei, zwischen Spannung und Anspannung in Ihren Muskeln zu unterscheiden. Häufig bemerken Sie möglicherweise gar nicht, dass Muskelgruppen verkrampft sind, bis Sie anfangen, Sie anzuspannen und zu entspannen. Wenn Sie trainieren, die Entspannung zu spüren, werden Sie schließlich fähig sein, Ihre Muskeln zu lockern, indem Sie sich einfach darauf konzentrieren, ohne sie zunächst anspannen zu müssen. Auch dabei hilft die tiefe Bauchatmung. Denken Sie daran, durch die Nase ein- und durch den Mund wieder auszuatmen und das Zwerchfell zu nutzen. Konzentrieren Sie sich darauf, die Muskeln beim Ausatmen zu entspannen. Es empfiehlt sich, diese Übung am Anfang in ihrer Gesamtheit ein- oder zweimal pro Tag durchzuführen. Sie sollte etwa 15 Minuten in Anspruch nehmen, wenn Sie sich Zeit lassen und sich wirklich auf die Empfindungen beim Entspannen konzentrieren. Versuchen Sie, diese Übung eine Woche lang ein- oder zweimal am Tag durchzuführen, bevor Sie mit der nächsten Übung weitermachen.

Obwohl es ratsam ist, sich zunächst genügend Zeit für die Lockerung aller Muskelpartien zu nehmen, sollten Sie auf lange Sicht lernen, sich schneller zu entspannen. Wenn Sie die Übung 5.4 gemeistert haben und fähig sind, alle Muskelgruppen zu entspannen, gehen Sie zur nächsten Übung über. Diese dreistufige Übung lässt sich in weniger als sechzig Sekunden durchführen und kann deshalb mehrmals am Tag gemacht werden.

Übung 5.5: Schnelle Muskelentspannung

Setzen Sie sich aufrecht hin, den Rücken an der Stuhllehne, und stellen Sie die Füße auf den Boden. Beginnen Sie, indem Sie tief einatmen, halten Sie einen Moment inne und lassen Sie den Atem dann langsam wieder heraus. Beim nächsten Einatmen:

1. Heben Sie die Zehen in Richtung Decke, führen Sie Ihre Knie zusammen und spannen Sie die Muskeln auf der Vorderseite Ihrer Beine und auf den Innenseiten der Oberschenkel an. Halten Sie diese Spannung einen Moment aufrecht, atmen Sie dann langsam wieder aus und lockern dabei die Muskeln. Lassen die Knie auseinanderfallen und die Zehen auf den Boden zurückkehren. Denken Sie: »Lass los …«
2. Heben Sie beim Einatmen die Fersen vom Boden, bewegen Sie die Knie auseinander und spannen Sie die Muskeln auf der Rückseite ihrer Beine und die Pomuskulatur an. Halten Sie inne, atmen Sie dann langsam aus, denken Sie »Lass los …« und lockern Sie die Beinmuskeln.
3. Ballen Sie beide Hände beim Einatmen zu Fäusten an Ihrer Seite. Beugen Sie die Ellbogen und führen Sie die Fäuste in Richtung Schultern. Ziehen Sie die Schultern hoch zu den Ohren. Halten Sie den Atem auf der Spitze des Einatmens an. Während Sie langsam wieder ausatmen, lassen Sie behutsam Ihre Schultern sinken und öffnen Sie die Fäuste. Denken Sie dabei: »Lass los …«

Diese Übung können Sie im Laufe des Tages mehrmals wiederholen. Versuchen Sie, diese »60-Sekunden-Pause« in ruhigen Momenten einzubauen. Nutzen Sie wiederum die Sticker, um sich selbst daran zu erinnern, Ihre Muskeln im Laufe des Tages immer wieder zu entspannen.

Schließlich werden Sie in der Lage sein, einen entspannteren Zustand zu erreichen, ohne Ihre Muskeln überhaupt anzuspannen. Nachdem Sie einen gewissen Erfolg mit der Anspannungs- und Entspannungsübungen erzielt haben, versuchen Sie, darauf zu achten, wann Ihre Muskeln verkrampfen, und sie zu lockern, indem Sie einfach tief einatmen und sich selbst ans Loslassen erinnern.

Übung 5.6: Entspannen auf Stichwort

1. Achten Sie auf die Teile Ihres Körpers, in denen Sie sich einer Verkrampfung besonders bewusst sind.
2. Atmen Sie tief in den Bauch, stellen Sie sich vor, wie der Atem in die angespannten Teile Ihres Körpers strömt.
3. Halten Sie einen Moment inne.
4. Atmen Sie langsam aus, entspannen und lockern Sie die Spannung. Sagen Sie sich: »Lass los …«
5. Wiederholen Sie das Ganze.

Loslassen und die Kontrollversuche unterlassen

Wenn Sie die Loslass-Reaktion einüben und anfangen, sie im Kontext der KLAAR-Herangehensweise an Angst und Sorge anzuwenden, ist es wichtig, eine Vorstellung davon zu haben, was es ist, das Sie loslassen. Im Rahmen des KLAAR-Ansatzes hat Loslassen eine erweiterte Bedeutung, die weit über das Loslassen bei der Muskelentspannung hinausgeht. Allerdings bedeutet

Loslassen nicht, dass Sie Ihre Angst oder Sorge »loslassen«. Es heißt vielmehr, dass Sie alle Versuche, die Angst und Sorge *zu kontrollieren,* »loslassen« – unterlassen. Es geht darum, den Kampf mit der Angst und Sorge zu unterlassen.

Das Monster und das Seil

Wir verwenden eine weitere Metapher von Steven Hayes und seinen Kollegen (1999), um dieses Loslassen/Unterlassen zu beschreiben. Stellen Sie sich vor, dass Sie am Rand eines großen, scheinbar bodenlosen Abgrunds stehen. Auf der anderen Seite des Abgrunds steht ein Monster. Es setzt sich aus all den Gedanken und Gefühlen zusammen, die Sie fürchten und vermeiden. Ihre ganzen Sorgen und die damit verbundene Angst sind in diesem drohend aufragenden, düsteren Monster verkörpert. Das Monster zieht an einem langen Seil, das über den Abgrund gespannt ist. Sie halten das andere Ende des Seils in der Hand. Sie und das Monster liefern sich ein erbittertes Tauziehen. Ihre größte Furcht ist, dass Sie über den Rand in den bodenlosen Abgrund stürzen, wenn das Monster den Kampf gewinnt. Also bieten Sie Ihre ganze Kraft auf, packen das Seil fester an und ziehen mit aller Macht daran. Das ist der Kampf mit Ihren Gedanken und Gefühlen. Es ist der Versuch, Ihre Sorgen und Ihre Angst zu kontrollieren. Er ist erschöpfend und je angestrengter Sie zu gewinnen versuchen, desto stärker scheint das Monster zu werden.

Stellen Sie sich jetzt vor, was geschehen würde, wenn Sie das Seil einfach losließen. Wie wäre es, wenn Sie fähig wären, die Hände zu öffnen und das Seil auf den Boden fallen zu lassen? Das Monster ist immer noch da. All Ihre bedrohlichen Gedanken und Gefühle stehen immer noch auf der anderen Seite des Abgrunds und starren Sie an. Aber Ihre Beziehung zu ihnen hat sich verändert. Das Monster ist immer noch da, aber Sie kämpfen nicht mehr mit ihm. Der gähnende Abgrund ist immer noch da, aber Sie sind nicht in Gefahr, hineinzustürzen. Sie sind einfach da, sind sich des

Abgrunds und des Monsters bewusst, aber nicht in den Kampf um Kontrolle oder Vermeidung verstrickt. Das ist Loslassen.

Diese Metapher bringt anschaulich zum Ausdruck, dass wir durch ein Unterlassen der Kontrollversuche, hier des verbissenen Tauziehens, nicht von unseren schmerzlichen Gedanken oder Gefühlen befreit werden, sondern vielmehr den Charakter unserer Beziehung zu ihnen verändern. Wenn wir das Tauziehen unterlassen, schaffen wir die Voraussetzungen für die Beobachtung und Akzeptanz unserer Gedanken und Gefühle, geben ihnen Raum in unserer Erfahrung.

Hände weg von Angst und Sorge

Viele Menschen assoziieren das Ausüben von Kontrolle mit der Benutzung ihrer Hände. Auf der körperlichen Ebene setzen wir meistens die Hände ein, um Kontrolle über unsere Umwelt auszuüben. In der Wildnis würde man höchstwahrscheinlich seine Hände benutzen, um ein angreifendes Raubtier abzuwehren. Von daher ist es hilfreich, das Unterlassen von Kontrollversuchen mit dem konkreten Öffnen der Hände zu assoziieren. Öffnen Sie die Handflächen, tun Sie so, als würden Sie das Seil loslassen. »Hände weg von Angst und Sorge« kann dafür stehen, dass man sich selbst gestattet, die Angst wahrzunehmen und zu spüren – aber nicht zu versuchen, sie in den Griff zu bekommen. Die Hände zu entspannen und ruhig weiterzuatmen, während wir uns sagen: »Hände weg von Angst und Sorge«, ist eine nützliche Erinnerung daran, dass wir Kontrollversuche unterlassen und die Angst fühlen wollen.

Übung 5.7: Hände weg von Angst und Sorge

Wenn Sie merken, dass sich Angst und Sorge in Ihnen ausbreiten:

1. Schließen Sie die Augen. Konzentrieren Sie sich auf Ihre Sorgengedanken und die Gefühle, die damit einhergehen.
2. Atmen Sie ein und ballen Sie die Hände mit leichtem Druck zur Faust. Achten Sie auf die körperliche Anspannung, die Ihren Kampf mit Angst und Sorge signalisiert.
3. Öffnen Sie beim Ausatmen langsam die Hände, kämpfen Sie nicht gegen Ihre Gedanken und Gefühle, lassen Sie sie los. Denken Sie: »Lass los …«
4. Atmen Sie ruhig weiter, beobachten Sie Ihre Sorge und Ihre Angst, während Sie die Hände weiter offen und entspannt an der Seite halten und sich sagen: »Hände weg von Angst und Sorge.«
5. Wenn Sie bemerken, dass Sie sich verkrampfen und gegen die Besorgnis ankämpfen oder Widerstand leisten, atmen Sie erneut ein. Achten Sie auf die Anspannung, die durch den Kampf und Widerstand ausgelöst wird. Atmen Sie aus, während Sie Ihre Hände noch weiter lockern, und lassen Sie erneut los. Spüren Sie die Angst, die da ist, und beobachten Sie die Gedanken, die da sind, aber lassen Sie die Finger davon.

Sich in die Angst hineinlehnen

Mit wachsender Übung wird es Ihnen immer leichter fallen, den angestrengten Versuch, Ihre Gedanken und Gefühle zu kontrollieren, aufzugeben. Wenn Sie Ihre Muskeln entspannen und die Hände offen halten, kann es hilfreich sein, sich daran zu erinnern, einfach ruhig weiterzuatmen. Obwohl das Durchbrechen der automatischen, instinktiven Kontrollreaktion ein wichtiger

Schritt ist, der uns erleichtert, die Bereitschaft zur Wahrnehmung unserer Gefühle und Gedanken zu entwickeln, ist es doch nur der Anfang. Um sich der Akzeptanz weiter anzunähern, kann es hilfreich sein, sich tatsächlich in die empfundene Angst »hineinzulehnen«.

Man kann dieses Hineinlehnen in das Erleben der eigenen Gefühle mit einer Abfahrt beim Skifahren vergleichen. Eine der größten Herausforderungen für die meisten Anfänger besteht darin, dass es ihnen völlig gegen den Strich geht, sich nach vorn zu lehnen, wenn sie einen steilen Hang hinunterfahren. Unsere Instinkte sagen uns, dass wir uns dem abschüssigen Gelände nicht entgegenneigen, sondern von ihm wegstreben sollten. Wir wollen das Gefälle ausgleichen, indem wir uns nach hinten lehnen. Das gibt uns das Gefühl, aufrecht zu stehen, wie wir es gewohnt sind. Doch wie der Skilehrer uns eilends erklärt, ist es unmöglich, den Berg hinunterzufahren und dabei das Gleichgewicht zu halten, wenn wir nicht bereit sind, uns nach vorn und in das Gefälle hineinzulehnen. Ähnlich bedeutet auch das Aufgeben der Kontrolle und das Hineinlehnen in die Angst, dass man offen dafür ist, alle aufkommenden Gefühle zu spüren, auch wenn unsere Instinkte uns sagen, dass wir uns von diesen Gefühlen wegbewegen und die Erfahrung vermeiden sollten.

Loslassen & KLAAR

Die Durchführung aller Übungen in diesem Kapitel wird es Ihnen erleichtern, den angestrengten Versuch, auftauchende Sorgen und Ängste unter Kontrolle zu bringen, aufzugeben. Stellen Sie sich diese Übungen als Aufwärmübungen oder Probetraining für den tatsächlichen Prozess des Loslassens vor, wenn Sie mit Angst und Sorge konfrontiert werden. Der Augenblick, in dem die Besorgnis und die damit verbundenen Gefühle akut einsetzen, ist nicht die beste Zeit, um irgendeine der Loslass-Übungen in voller Länge durchzuführen. Das Unterlassen der Kontrollversuche ist eher eine Reaktion, die Sie durch die Anwendung der Übungen entwickeln und dann an den Tag legen, wenn Angst und Sorge auftreten.

Im Kontext des KLAAR-Ansatzes werden Sie wahrscheinlich feststellen, dass bestimmte Elemente der Übungen hilfreich sind, zum Beispiel die Entspannung bestimmter Muskeln, die tiefe Bauchatmung, die Lockerung der Hände oder die bildlichen Vorstellungen des Loslassens oder des Hineinlehnens in die Angst. Denken Sie daran, dass Ihr Ziel nicht ist, vollkommen zu entspannen oder das Angstniveau zu senken. Vielmehr geht es bei diesem Schritt darum, den Kontrollimpuls zu durchbrechen, der ein Teil Ihrer automatischen Reaktion auf Sorgengedanken ist. Das schafft Raum für eine neue, auf Akzeptanz beruhende Herangehensweise an Ihre Gedanken und Gefühle.

Kapitel 6

Die Akzeptanz und Beobachtung von Sorgengedanken

Die Akzeptanz Ihrer Sorgengedanken und der damit verbundenen Gefühle und Empfindungen umfasst zwei Teile:

1. Sie entwickeln Bereitwilligkeit für das Erleben von Angst und Sorge, indem Sie zwischen sich selbst und Ihren Erfahrungen unterscheiden und beides voneinander trennen.
2. Sie erkennen, dass Ihre Gedanken nicht gleichbedeutend mit den Dingen und Ereignissen sind, auf die sie sich beziehen.

Die Trennung zwischen Selbst und Erfahrung

Die Geschichte des Mannes im Gastank verweist auf die Bedeutung des Kontextes für unsere Erfahrungen. Wie in Kapitel 2 ausgeführt, funktioniert Kontrolle zwar häufig sehr gut in äußeren Situationen, doch wenn es um innere Erfahrungen wie Gedanken und Gefühle geht, führt der Versuch, sie loszuwerden, nur dazu, dass sie immer stärker werden. Das in Kapitel 3 erörterte Konzept der Bereitwilligkeit wurde als eine Alternative zur Kontrolle vorgestellt, und zwar insbesondere die Bereitwilligkeit zu fühlen (Akzeptanz) und die Bereitwilligkeit, etwas zu tun (engagiertes Handeln). Wie Sie sich vielleicht erinnern, kann man die Bereitwilligkeit als einen speziellen Kontext für das Erleben unserer Gedanken und Gefühle auffassen. Bei der Akzeptanz geht es darum, diesen Kontext der Bereitwilligkeit zu entwickeln.

Man kann diese Bereitwilligkeit auch als neue Perspektive beschreiben, von der aus wir unsere Gedanken, Gefühle und körperlichen Empfindungen beobachten können. Wenn Sie Ihr Erleben als »Sorge« kennzeichnen und Kontrollversuche unterlassen, schaffen Sie die Voraussetzungen für diesen Wechsel der Perspektive, der auch impliziert, dass Sie Ihre Gedanken und Gefühle ansehen, anstatt durch sie hindurch die Welt zu sehen. Entscheidend für diesen Schritt ist die Erkenntnis, dass Sie selbst größer sind als Ihre Gedanken und Gefühle.

Wie in Kapitel 4 erwähnt, ist es charakteristisch für uns Menschen, dass wir ununterbrochen mit Denken beschäftigt sind. Deshalb gewinnen wir leicht den Eindruck, dass wir *sind*, was wir denken und fühlen. Unsere Sprache spiegelt diese Wahrnehmung wider und verstärkt sie, wenn wir etwa Dinge sagen wie: »Ich *bin* ängstlich« oder: »Ich *bin* besorgt.« Doch Tatsache ist, dass Gedanken und Gefühle in jedem gegebenen Moment nur *ein Teil* unseres Erlebens sind.

So umfasst zum Beispiel Ihre Erfahrung in diesem Augenblick neben Ihren Gedanken und Gefühlen auch die Worte auf dieser Seite, die Seiten selbst, das Buch, das Sie in der Hand halten, den Raum, in dem Sie sich befinden, die Gegenstände in Ihrer unmittelbaren Umgebung, ob Ihr Magen leer oder gefüllt ist, die Temperatur und alle anderen Personen, die sich vielleicht in der Nähe aufhalten. Wenn Sie einen Moment lang darüber nachdenken, wird klar, dass Sie genauso wenig identisch mit Ihren Gedanken und Gefühlen sind wie mit diesem Buch oder mit dem Raum, in dem Sie sitzen.

Um das Verständnis dieses etwas schwierigen Konzepts zu erleichtern, wollen wir zur Vorstellung des *Kontextes* zurückkehren. Um den Unterschied zwischen uns selbst und unseren Gedanken und Gefühlen zu verstehen, ist zum Beispiel folgende Betrachtung hilfreich: Sie selbst als der Denkende und Fühlende sind der Kontext, und Ihre Gedanken, Gefühle und Empfindungen, dieses Buch, Ihr Stuhl und alles andere in Ihrem Bewusstsein sind der *Inhalt*. Die Akzeptanz Ihrer Gedanken und Gefühle beginnt mit der Bewusstheit für die getrennte Natur Ihres Selbst (Kontext) und Ihres Erlebens (Inhalt). Das ist nicht nur ein intellektuelles oder philosophisches Konzept – es ist auch eine Erfahrung. Die später in diesem Kapitel vorgestellten Übungen sollen Ihnen helfen, die Distanz zwischen Ihrem Selbst und Ihrer Erfahrung zu erkennen. Mit anderen Worten: Sie werden Ihnen helfen, den Wechsel von der Inhaltsebene Ihrer Bewusstheit zur Kontextebene zu vollziehen. Akzeptanz tritt ein, wenn Sie auf der Kontextebene operieren.

Das Beobachter-Selbst

»Akzeptieren« ist ein ungewöhnliches Verb. Wie alle Verben bezieht es sich auf etwas, das wir tun, aber anders als Tätigkeitswörter wie »laufen«, »lächeln« oder »berühren« hat »akzeptieren« etwas Passives. In gewisser Weise geht es bei der Akzeptanz eher darum, was wir *nicht* tun, als um das, was wir tun (zum Beispiel *nicht* kämpfen oder *nicht* Widerstand leisten), aber das trifft es auch noch nicht genau. Wie oben ausgeführt, gehört zur Akzeptanz des inneren Erlebens die Bewusstheit, dass dieses Erleben von uns selbst getrennt ist (Erfahrung als Inhalt). Das Verb, das dieser Art von Aktivität vielleicht am nächsten kommt, ist »beobachten«. Wenn wir etwas beobachten, sind wir uns bewusst, dass dieses Etwas von uns getrennt ist. Der Akt des Beobachtens bedeutet, dass es sowohl den *Beobachter* als auch das *Beobachtete* gibt. Eine Methode, sich das eigene Selbst als Kontext des Erlebens bewusst zu machen, besteht darin, das eigene Erleben zu beobachten (wie Sie es bereits beim ersten KLAAR-Schritt getan haben, als Sie Ihre Gedanken, Gefühle und Empfindungen gekennzeichnet haben) und sich selbst als den Beobachter zu erkennen. Wir bezeichnen das im Folgenden als »Beobachter-Selbst« oder »Selbst als Kontext«.

Wer ist dieses Beobachter-Selbst? Im elementarsten Sinn ist es das Selbst, das schon Ihr Leben lang da ist, alles wahrnimmt und erlebt, was Sie wahrnehmen und erleben. Es ist dasselbe Selbst, das in diesem Moment diese Worte liest und ihre Bedeutung verarbeitet. Das scheint recht einfach, aber das Konzept des Selbst kann verwirrend sein, wenn man bedenkt, wie sehr wir uns im Laufe der Zeit verändern und wie breit gefächert unsere inneren und äußeren Erfahrungen sind. Schon wenn Sie einen kurzen Blick ins Familienalbum werfen und Fotos von sich selbst in unterschiedlichen Altersstufen betrachten, zeigt sich, wie sehr Sie sich verändert haben. Sogar heute verändert Ihr Körper sich ständig weiter. Sie werden nicht nur älter, sondern legen auch an Gewicht zu, nehmen wieder ab, werden krank und dann wieder gesund. Dennoch gibt es durch all diese Veränderungen hindurch einen Teil von Ihnen, der gleich bleibt. Auch wenn Sie vielleicht etwas sagen wie: »Ich fühle mich wie ein ganz anderer Mensch«, wissen Sie, dass Sie im Grunde heute derselbe Mensch sind, der Sie mit vier oder mit zehn Jahren waren. Dieser Teil von Ihnen, der da war, als Sie zehn waren und beobachtet und erlebt hat, was damals geschah, ist immer noch da. Das ist das Beobachter-Selbst, das nicht nur alle Veränderungen Ihres Körpers transzendiert, sondern auch die Fülle Ihrer inneren und äußeren Erfahrungen. Das sind Sie als Kontext all jener Erfahrungen.

Eine alternative Annäherung an dieses Konzept bieten die sozialen Rollen, die wir tagtäglich ausfüllen. Es fängt am Morgen an, wenn Sie zur Arbeit fahren. In dieser Zeit sind Sie ein Pendler. Bei der Arbeit werden Sie schlagartig zum Angestellten. Nach der Arbeit eilen Sie nach Hause, wo Sie den Tag als Elternteil, Ehepartner, Kind, Mitbewohner oder in irgendeiner Mischung dieser Rollen beenden. Wenn Sie im Laufe des Tages zwischen diesen Rollen wechseln, verändern Sie sich wahrscheinlich in gewisser Weise. Dennoch bleiben Sie in einem fundamentalen Sinn der- oder dieselbe. Am Ende des Tages zieht sich ein Gefühl von Kontinuität durch all diese Erfahrungen. Dieser Teil, der die ganzen verschiedenen Rollen, die Sie in Ihrem Leben spielen, transzendiert, ist das Beobachter-Selbst.

Betrachten Sie jetzt Ihre Gedanken und Gefühle. Wie das Wetter wechseln und verändern sich auch ihre Gefühle im Laufe der Tage und Wochen. Da sind Momente des Glücks, Phasen der Niedergeschlagenheit, gelegentliche Gewissensbisse und Episoden der Angst. Auch der Inhalt Ihrer Gedanken ändert sich ständig. Sie denken an Aufgaben, die erledigt werden müssen, an die Beziehungen in Ihrem Leben, Sie konzentrieren sich auf eine anstehende Arbeit. Durch all diese Veränderungen von Gedanken und Gefühlen ändert sich auch Ihr inneres Erleben, dennoch bleiben Sie – die Person, die all dies denkt und fühlt – Sie selbst. Das Beobachter-Selbst ist die feste Konstante in der Gleichung. Sich dieses Beobachter-Selbst bewusst zu machen und sich damit zu identifizieren, eröffnet Ihnen die neue Perspektive auf Ihre Gedanken und Gefühle, die es möglich macht, sie zu akzeptieren.

Kameraschwenk: Gemälde oder Ameise

Um besser zu verstehen, was dieser Perspektivenwechsel bedeutet, stellen Sie sich ein großes abstraktes Gemälde vor. Die Farbe ist sehr dick auf die Leinwand aufgetragen, und wenn Sie dicht an das Bild herangehen, ähnelt die Struktur den Bergen und Tälern einer topografischen Landkarte. Stellen Sie sich jetzt vor, wie eine winzig kleine Ameise, die über das Gemälde krabbelt, die Situation wahrnimmt. Aus der Perspektive der Ameise gleicht diese Aktion einer Reise durch eine fremde und gefährliche Landschaft. Wenn Sie die Ameise wären, könnten Sie sich leicht in dem unbekannten Terrain verirren und Schwierigkeiten haben, den Weg aus einem bestimmten Tal oder wogenden Farbmeer zu finden. Wenn Sie dagegen einen Schritt zurücktreten und sich das Gesamtkunstwerk anschauen, nehmen Sie dieselben Farbwirbel ganz anders wahr. Der einzelne Berg oder das einzelne Tal wird zu einem kleinen Teil des größeren Bildes.

Ganz ähnlich kann man auch die eigenen Gedanken und Gefühle wahrnehmen. Manchmal, wenn man auf der »Inhaltsebene« festsitzt, ergeht es einem wie der Ameise. Die Gedanken und Gefühle zeichnen sich als drohend aufragende Berge ab oder als lange, tiefe Täler, in denen man gefangen ist. Doch wenn all diese Gedanken und Gefühle Bestandteile Ihrer Erfahrung sind, dann sind sie in einem größeren Kontext enthalten, nämlich in Ihnen. Deshalb können Sie unmöglich die Ameise sein. Da Sie der Kontext sind, in dem alle diese Gedanken und Gefühle oder Farbwirbel enthalten sind, gleichen Sie eher dem Gesamtgemälde. Wenn Sie sich im Inhalt Ihrer Erlebens verfangen, kämpfen Sie mit Angst und Sorge; zur Akzeptanz gehört die Erkenntnis, dass Sie die Kunst und nicht die krabbelnde Ameise sind. Der Wechsel von der Inhalts- oder Ameisenperspektive zur Kontext oder Gesamtbild-Perspektive ist ein bisschen wie das Hin- und Herschwenken einer Filmkamera von einer Nahaufnahme zum Panoramablick. Wenn man anfängt, die eigenen Gedanken und Gefühle objektiver zu betrachten, entwickelt man die Fähigkeit zum Zurückschwenken, um Abstand von der Erfahrung zu gewinnen. Das ist ein entscheidender Bestandteil der Akzeptanz.

Das Schachbrett

Bevor wir den Unterschied zwischen Inhalt und Kontext verlassen, wollen wir eine weitere Metapher von Steven Hayes und seinen Mitarbeitern (1999) heranziehen, die das Konzept vom Beobachter-Selbst als Kontext für Gedanken und Gefühle veranschaulicht. Stellen Sie sich ein Schachbrett vor, das sich in jede Richtung endlos ausdehnt. Auf dem Brett befinden sich weiße und schwarze Figuren. Jede Figur steht für einen Gedanken, ein Gefühl oder eine körperliche Empfindung. Auf der einen Seite des Bretts befinden sich alle Figuren, die wir als »gute« und erwünschte Gedanken, Gefühle und Empfindungen betrachten. Auf der entgegengesetzten Seite stehen die »schlechten« Figuren. Während das Spiel seinen Lauf nimmt, kommt es zu einem ständigen Kampf zwischen den guten und den schlechten Figuren. An manchen Tagen sieht es aus, als würden die »Weißen« gewinnen. An anderen scheinen die »Schwarzen« in Führung zu gehen. Wenn diese Figuren Ihre Gedanken, Gefühle und Empfindungen sind, wo sind dann Sie in diesem Bild?

Die meiste Zeit befinden Sie sich direkt zwischen den schwarzen und den weißen Figuren. Sie beteiligen sich an dem laufenden Kampf zwischen guten und schlechten Gedanken, Gefühlen und Empfindungen. Wenn Sie auf dieser Inhaltsebene agieren, ist es sehr wichtig, dass die Guten gewinnen und die Bösen verlieren. Doch die schlechten Figuren gehören genauso zum Inhalt wie die guten. Sie befinden sich alle auf dem Brett. Also fragen wir noch einmal: Wo ist das Beobachter-Selbst in dieser Metapher? Wo ist das Selbst als Kontext? Könnte es sein, dass Sie keine der Figuren sind und auch keiner der Schachspieler, die über die Figuren bestimmen, sondern vielmehr das Schachbrett selbst? Denken Sie einen Moment darüber nach, wie es wäre, wenn Sie dieses Spiel nicht als schwarze oder weiße Figur erleben würden, sondern als Brett, das alle Figuren trägt – ganz gleich, welche gewinnen. Wie wäre es, wenn Sie einfach der Kontext für all diese guten und schlechten Gedanken, Gefühle und Empfindungen wären, ohne zu tief darin verstrickt zu sein, welche Seite in einem gegebenen Moment gerade die Oberhand hat?

Der Wechsel von der Inhaltsebene (der Identifikation mit den guten oder schlechten Figuren) auf die Ebene des Selbst als Kontext ist ein Schritt zu größerer Akzeptanz. Wenn Sie die in diesem und im folgenden Kapitel vorgestellten Übungen durchführen, werden Sie als Beobachter-Selbst auf der Kontextebene operieren.

Sie sind größer als Ihre Sorgen

Wenn Sie erkennen, dass Sie nicht identisch mit Ihren Gedanken, Gefühlen und Empfindungen (den Schachfiguren) sind, sondern vielmehr den Kontext (das Brett) für sie bilden, wird Ihnen ziemlich bald auffallen, dass Sie in gewisser Weise *größer* sind als

Ihre inneren Erfahrungen. Sie sind größer als ihre Sorgen, die wiederum nur einen Teil und nicht die Gesamtheit Ihrer Erfahrung darstellen. Das Geschehen bei diesem Perspektivenwechsel ist so ähnlich, als würden wir einen Kinofilm anschauen und dann eine Pause machen. Wenn wir in einem verdunkelten Kino auf den Film konzentriert sind, lassen wir uns in die Geschichte auf der Leinwand hineinziehen. Wir entwickeln Sympathien und Bündnisse mit den Figuren und sind emotional an der Handlung beteiligt. Doch angenommen, Sie machen irgendwann im Laufe des Films eine Pause und beschließen, in den Vorraum zu gehen, um sich neues Popcorn zu kaufen. Als erstes wenden Sie den Blick von der Leinwand ab. Sie sehen die Menschen, die neben Ihnen sitzen. Sie bemerken das Bonbonpapier auf dem Boden und den Kaugummi auf der Rücklehne des Sitzes vor sich. Vielleicht werfen Sie einen Blick auf die Wände und die Decke des Kinos oder werden auf die Neigung des Fußbodens aufmerksam. Während Sie den Gang hinuntergehen, sehen Sie die Ausgangsschilder über den Türen. Bei einem letzten Blick über die Schulter, sehen Sie noch einmal die Bilder auf der Leinwand und bekommen mit, was gerade im Film geschieht, aber gleichzeitig nehmen Sie die Hinterköpfe der Zuschauer wahr.

In diesem Moment hat sich Ihre Beziehung zu dem Geschehen auf der Leinwand verändert. Sie sind sich bewusst, dass die Figuren und Ereignisse, an denen Sie eben noch so engagiert teilnahmen, nur Bilder sind, die auf eine Leinwand projiziert werden. Gleich werden Sie sich in die Schlange vor der Popcorntheke einreihen. Eben waren Sie noch »im« Film, aber jetzt gehen Sie dazu über, den Film als eines von vielen Geschehnissen im gesamten Kino zu betrachten. Dieser Wechsel ähnelt demjenigen von der Inhaltsebene zur Kontextebene Ihres Erlebens. Ihre Sorgen sind wie die Bilder auf der Leinwand. Indem Sie sich zurücklehnen und sie als eines von vielen Elementen Ihrer Erfahrung beobachten, verändert sich ihre Beziehung zu ihnen. Wie beim Kinobesucher, der sich von dem Film löst, wird es weniger wichtig, welche konkreten Bilder in einem bestimmten Moment über die Leinwand flimmern.

Dies bedeutet nicht, dass Ihr Leben nicht real ist, sondern nur, dass es größer ist als die spezifischen Gedanken, Gefühle und körperlichen Empfindungen, deren Sie sich in einem bestimmten Moment bewusst sind. Sie selbst sind nicht einmal der Film. Sie sind das Kino. Wie jedes Kino sind Sie in der Lage, alle möglichen Filme vorzuführen. Wenn Sie den Unterschied zwischen sich selbst als dem Kino und Ihren Gedanken, Gefühlen und Empfindungen als dem Film erkennen, wächst Ihre Bereitwilligkeit, alles zu akzeptieren, was sich auf der Leinwand gerade zufällig abspielt.

Der Reiz des Inhalts

Auch wenn es einem gelingt, sich mit dem Beobachter-Selbst als dem Kontext für sein gesamtes inneres Erleben zu identifizieren, geschieht es immer wieder, dass man sich auf die Inhaltsebene ziehen lässt und sich auf unproduktive Weise in Gedanken, Gefühle und körperliche Empfindungen verstrickt. Von bestimmten Gedanken lassen wir uns besonders leicht verführen. Überlegungen wie: »Ich werde immer allein bleiben«, »Ich bin nicht liebenswert« oder »Irgendetwas Schreckliches wird geschehen« fordern Aufmerksamkeit und Interesse. Gefühle wie Angst und Zorn lösen eine ähnliche Neigung zur Verstrickung aus, was für gewöhnlich die Form annimmt, dass wir versuchen, diese Gefühle unter Kontrolle zu bringen. Auf der Inhaltsebene kann diese Verstrickung die Form eines analytischen Denkens annehmen, das intellektuell verwirrend, emotional erschöpfend und lähmend auf das Verhalten wirkt.

Sich auf diese Weise auf Gedanken und Gefühle einzulassen ähnelt dem Versuch, Schrottteile auf einem Fließband zu sortieren. Angenommen, sie stehen neben dem Fließband und jedes gezackte, scharfkantige Metallstück ist eine verstörende Sorge oder ein unerwünschtes Gefühl. Wenn Sie es beobachten, geraten Sie vielleicht in Versuchung, in die Schrottteile hineinzugreifen, die auf dem Fließband an ihnen vorüberziehen, um einzelne

Metallstücke auszusortieren oder sie besser oder sicherer anzuordnen. Das Problem bei dieser Form der Beschäftigung mit dem Altmetall ist, dass Ihre nackten Hände und Unterarme Kratzer und Schnitte davontragen. Als Beobachter-Selbst zu agieren bedeutet »Hände weg vom Altmetall«; Sie schauen einfach zu, wie es seinen Weg fortsetzt, ohne einzugreifen.

Akzeptanz-Übungen I: Die Trennung von Selbst und Erfahrung

Bei all diesen Übungen empfiehlt es sich, die Instruktionen auf Band zu sprechen und zur Ausführung der Übungen die Aufnahme abzuspielen.

Übung 6.1: Sich selbst als Beobachter erleben

1. Schließen Sie zu Beginn dieser Übung die Augen. Beobachten Sie, wie es sich anfühlt, die Augen geschlossen zu halten. Achten Sie darauf, dass nur Sie »da drin« sind und die Erfahrung »geschlossene Augen« machen. Sie sind der Beobachter. Sie sind der Kontext für alles, was Ihnen bewusst ist. Richten Sie Ihre Aufmerksamkeit auf alles, was Sie hören. Konzentrieren Sie sich auf die körperlichen Empfindungen, die Sie wahrnehmen. Beobachten Sie alle Gedanken, die Ihnen in den Sinn kommen. All das ist Inhalt. Machen Sie sich bewusst, dass Sie als Kontext Ihres Erlebens von dessen Inhalt – den Geräuschen, Empfindungen und Gedanken – getrennt sind.
2. Öffnen Sie jetzt die Augen. Schauen Sie sich die Gegenstände in Ihrer unmittelbaren Umgebung an. Während Sie den Blick langsam über jeden Gegenstand gleiten lassen, achten Sie auf die Getrenntheit zwischen sich selbst als Beobachter und dem Gegenstand, den Sie betrachten. Machen Sie sich bewusst, dass dieses Beobachter-Selbst das-

selbe Selbst ist, das gerade all die Elemente der Erfahrung »geschlossene Augen« beobachtet hat.

3. Schließen Sie die Augen wieder. Beobachten Sie noch einmal alles, was Ihnen mit geschlossenen Augen bewusst ist. Achten Sie auf Geräusche, Empfindungen, Gedanken. Machen Sie sich bewusst, dass die Person, die all dies betrachtet, dieselbe ist, die gerade die Gegenstände in Ihrer Umgebung betrachtet hat, als Sie die Augen offen hatten.
4. Öffnen Sie die Augen wieder. Schauen Sie die Gegenstände in Ihrer unmittelbaren Umgebung an. Probieren Sie, ob Sie sich mit geöffneten Augen sowohl die Objekte in Ihrer Umgebung als auch die Geräusche, Empfindungen und Gedanken, die Sie mit geschlossenen Augen beobachtet haben, bewusst machen können. Konzentrieren Sie sich darauf, dass Sie Sie selbst bleiben, unabhängig davon, ob Sie die Augen offen oder geschlossen halten. Machen Sie sich bewusst, dass Sie selbst der Kontext für alle Inhalte Ihres Erlebens – für die Gegenstände, Geräusche, körperlichen Empfindungen und Gedanken – sind.

Übung 6.2: Inhalte beobachten und kennzeichnen

Für diese Übung brauchen Sie einen Stapel mit selbst klebenden Notizzetteln und einen Stift.

1. Achten Sie zunächst auf Ihre körperlichen Empfindungen. Beginnen Sie bei den Füßen und arbeiten Sie sich langsam hoch. Wenn Sie eine Empfindung wahrnehmen, notieren Sie ein Wort, das diese Empfindung beschreibt (Kribbeln, wund, kalt, Jucken etc.) auf einem Notizzettel und kleben Sie ihn an das entsprechende Körperteil.
2. Achten Sie jetzt auf die Gegenstände in Ihrer Umgebung. Schreiben Sie Worte, die einige dieser Gegenstände beschreiben, auf Klebezettel (Lampe, Stuhl, Buch, Pflanze) und befestigen Sie die Zettel an den beschriebenen Gegenständen.

3. Richten Sie Ihre Aufmerksamkeit jetzt auf alle Gedanken, die ihnen bewusst sind. Achten Sie insbesondere auf Sorgen, die Ihnen durch den Sinn gehen. Schreiben Sie einige dieser Gedanken auf einzelne Stickerzettel. Kleben Sie die Zettel sichtbar an die Wand.
4. Schauen Sie sich die verschiedenen Zettel an – auf Ihrem Körper, auf den Gegenständen im Raum, an der Wand. Beachten Sie, dass es sich bei allen Wahrnehmungen, die auf diesen Zetteln beschrieben sind, um Inhalte handelt. Machen Sie sich das Beobachter-Selbst bewusst, das den Kontext für all diese Inhalte bildet und diese Notizen angefertigt hat.
5. Sammeln Sie die Zettel wieder ein und falten Sie sie so klein wie möglich zusammen. Stecken Sie die Notizen in die Tasche. Machen Sie sich bewusst, dass Sie selbst größer sind als all diese Elemente Ihrer Erfahrung. Tragen Sie die Zettel den restlichen Tag über bei sich.

Übung 6.3: Beobachter am Sorgenfließband: Betrachten Sie Ihre Sorgen wie vorüberziehendes Altmetall

Schließen Sie die Augen. Stellen Sie sich vor, Sie stehen neben einem stetig laufenden Fließband. Auf dem Band liegen Schrottteile aus Metall in verschiedenen Formen und Größen. Auf jedem Metallstück sitzt ein Gedanke. Er kann in Gestalt eines Wortes oder Bildes erscheinen, aber jedes Metallstück trägt einen Gedanken, der von der Denkfabrik in Ihrem Kopf produziert wurde. Beobachten Sie einfach jeden Gedanken, der vorbeikommt, registrieren Sie, um was es sich handelt, und lassen sie ihn langsam vorüberziehen. Warten Sie dann in Ruhe ab, was als Nächstes kommt, und achten Sie auf mögliche Sorgengedanken. Bei dieser Übung könnten Sie sich zum Beispiel vorstellen, dass die Metallteile, die Ihre Sorgen enthalten, besonders spitz und scharfkantig sind. Das hilft Ihnen, sich daran zu erinnern, auf Abstand zu bleiben, und den Gedanken einfach nur zu betrachten und vorbeiziehen zu lassen. Wenn Sie bemerken, dass Sie den Drang verspüren, in den Abfall hineinzugreifen – wenn Sie einen Gedanken herausziehen oder eine Sorge durch beruhigende Maßnahmen zerstreuen wollen –, machen Sie sich bewusst, dass dieser Impuls selbst wieder ein Gedanke ist, und lassen Sie ihn ebenfalls auf dem Fließband vorbeilaufen.

Übung 6.4: Schlüsselsorgen

Diese Übung wird von Steven Hayes und seinen Mitarbeitern beschrieben (1999):

1. Erstellen Sei eine Liste von vier oder fünf Sorgen, die derzeit ein Problem darstellen. Schreiben Sie jede Sorge als Gedanken auf: Versuchen Sie, die Sorge in einem einzigen, kurzen Satz zusammenzufassen und die Aussage in Anführungszeichen zu setzen. Werfen Sie einen Blick auf Ihren Innen-/Außen-Beobachtungsbogen, um sich Anregungen zu holen.
2. Schauen Sie sich jetzt die Schlüssel an Ihrem Schlüsselanhänger an. Wählen Sie für jeden Gedanken auf der Liste einen Schlüssel aus, den Sie häufig benutzen, und schreiben Sie den Gedanken diesem Schlüssel zu. Notieren Sie sich auf der Liste, welchen Schlüssel Sie welcher Sorge zugeteilt haben. Wenn Sie fertig sind, könnte Ihre Liste zum Beispiel folgendermaßen aussehen:

Gedanke	**Schlüssel**
»Was ist, wenn man mir den Job kündigt?«	Haustürschlüssel
»Ich frage mich, ob Sue sauer auf mich ist?«	Autoschlüssel
»Was ist, wenn diese ständige Erschöpfung ein Zeichen von Krebs ist?«	Schlüssel für den Aktenschrank

3. Halten Sie jeden Schlüssel hoch und sprechen Sie den damit verbundenen Gedanken laut aus. Wiederholen Sie das mehrmals hintereinander, bis Sie sich eingeprägt haben, welcher Gedanke zu welchem Schlüssel gehört. Machen Sie sich dabei bewusst, dass Sie es sind, der diese Gedanken hat. Beachten Sie, dass Sie die Reihenfolge der Gedanken nach Belieben ändern können, indem Sie verschiedene Schlüssel hochheben. Machen Sie sich die Trennung, die zwischen Ihnen als der Person, die die Schlüssel/Gedanken hält, und den Schlüsseln/Gedanken als solchen bewusst.
4. Lassen Sie sich jedes Mal, wenn Sie im Laufe des Tages einen dieser Schlüssel benutzen, etwas Zeit, um sich den Gedanken bewusst zu machen, der mit dem jeweiligen Schlüssel verbunden ist. Achten Sie auf alle Gefühle, die dabei aufsteigen, und erlauben Sie sich, diese Gefühle zu empfinden. Machen Sie sich bewusst, dass Sie größer sind als all diese Gedanken und Gefühle. Denken Sie an die Tatsache, dass Sie in der Lage sind, diese Gedanken den ganzen Tag in der Tasche mit sich herumzutragen.

Die Trennung zwischen Gedanken und ihren Referenten

Erinnern Sie sich an Irwin aus Kapitel 2, der den erlebten Gedanken an einen Frontalzusammenstoß mit einem tatsächlichen Unfall gleichsetzte? Das bedeutet, dass er sich mit der gleichen Intensität gegen den Gedanken sträubt und ihn genauso heftig bekämpft wie die Gefahr eines realen Zusammenstoßes. Diese Gleichsetzung von Gedanken mit den tatsächlichen Dingen und Ereignissen, auf die sich die Gedanken beziehen, also die Gleichsetzung mit den *Referenten*, wird in der Sprache von ACT als *kognitive Fusion* bezeichnet. Obwohl die meisten Menschen rein theoretisch wissen, dass Gedanken keinen Schaden anrichten können, kommt es relativ häufig vor, dass unsere Gedanken und die Realität, auf die sie sich beziehen, in unserem Erleben verschmelzen.

Der von Haien heimgesuchte Surfer

Kelp ist ein erfahrener Surfer und surft seit Jahren am selben Strand. Er war sich immer der Tatsache bewusst, dass er das Meer mit menschenfressenden Haien teilt, aber das hat ihn nie beunruhigt. Er war nicht nur erfahren, sondern auch sehr sicherheitsbewusst. Dann stieß Kelp mitten in einem außergewöhnlich schönen Surfsommer innerhalb einer Woche auf zwei Presseberichte über Hai-Attacken. Obwohl sich keiner dieser Angriffe in der Nähe der Küste ereignet hatte, an der Kelp surfte, musste er daran denken, als er am folgenden Samstag mit seinem Brett aufs Wasser hinaus paddelte. Er bemerkte, dass er viel stärker auf die Geräusche und Bewegungen im Wasser achtete als sonst und angespannter und vorsichtiger wurde, je weiter er sich vom Strand entfernte.

Als er in langsamer Dünung rittlings auf seinem Brett saß, spürte Kelp plötzlich, wie etwas an seinem Bein entlangstrich. Er keuchte und hätte fast laut aufgeschrien, während er das Bein aufs Brett hochriss, wo er feststellte, dass er sich nur in einem Büschel Seegras verfangen hatte. Er lächelte über seine Schreckhaftigkeit, musste aber daran denken, wie es wäre, wenn tatsächlich ein Hai an seinem Bein vorbeigeglitten wäre. Wider Willen suchte er forschend den Horizont nach verräterischen Haiflossen ab. Dabei kam ihm fast zwangsläufig die Musik aus dem Weißen Hai in den Sinn. Während er auf seinem Brett lag, konnte er spüren, wie sein Herz hämmerte. Und dann fing er plötzlich an, wie wild in Richtung Strand zu paddeln, ohne eine Welle abzuwarten. Er hörte erst auf, als er das sichere Ufer erreicht hatte.

Viele Menschen haben eine ähnliche Erfahrung gemacht wie Kelp und würden sie als »Rappel« oder »Anfall von Muffensausen« abtun. Doch denken Sie einmal über die folgende Frage nach: Was genau hat Kelp in Angst versetzt? War es, dass er allein im Wasser war? War es das Seegras? Kelp selbst würde auf die Frage wahrscheinlich etwas antworten wie: »Mensch! Ich hatte *Angst* vor den *Haien*!« Das einzige Problem mit dieser Antwort ist, dass sich keine Haie in der Nähe befanden, als Kelp im Wasser war. Was vielmehr mit Kelp im Wasser war und wovor er schließlich erfolgreich flüchtete, war der Gedanke an Haie. Kelps Problem ist nicht die Angst vor Haien. Angst vor Haien ist kein Problem – man ist im Wasser, sieht einen Hai, bekommt Angst und schwimmt so schnell wie möglich davon. Das Problem, zumindest für Kelp, ist die Angst vor dem Gedanken an Haie. Um wieder unbeschwert zu surfen, muss Kelp nicht seine Angst vor Haien überwinden. Er muss nur bereit sein, mit seinen Hai-Gedanken im Wasser zu bleiben. Im Gegensatz zu Haien haben Gedanken glücklicherweise keine Zähne.

In der Akzeptanz- und Commitment-Therapie bezeichnet man die erlebnisorientierte Unterscheidung zwischen den Gedanken und der Realität, auf die sie sich beziehen, als *kognitive Defusion*. Es ist wesentlich leichter, Gedanken zu akzeptieren, wenn wir sie als Gedanken erkennen. Bei besonders beunruhigenden Überlegungen kann das schwierig sein. Wer unter Panikattacken leidet, denkt häufig: »Ich werde gleich sterben.« Diese Art von Gedanke ist Teil der Panikattacke und bezieht sich nicht auf irgendeine reale Todesgefahr. Der Gedanke: »Ich werde gleich sterben« ist nicht gefährlicher als ein Gedanke wie: »Ich werde gleich einkaufen«, »Ich werde gleich seufzen« oder »Ich werde gleich einen Kuchen backen«. Auf der Inhaltsebene hat »Ich werde gleich sterben« allerdings etwas an sich, das es schwieriger macht, einen bloßen Gedanken darin zu sehen.

Dasselbe gilt für Gedanken, die Urteile darüber umfassen, wer wir sind. Die Defusion kann besonders kompliziert sein, wenn Gedanken auftauchen wie: »Ich bin ein Versager« oder: »Ich werde immer allein bleiben.« Solche Gedanken sind ein bisschen wie der kleine Mann hinter dem Vorhang im *Zauberer von Oz*. Dorothy und Ihre Freunde zittern, als sie den scheinbar riesigen Kopf auftauchen sehen und eine dröhnende Stimme sagen hören: »Ich bin der große und schreckliche Oz!« Letztendlich finden sie jedoch heraus, dass der reale Zauberer nur ein machtloser Betrüger ist. Unsere Gedanken spielen uns häufig einen ähnlichen Streich und sagen: »Ich bin gefährlich! Fürchte mich!«, obwohl sie hinter dem Vorhang nur Gedanken sind.

Einen Blick hinter den Vorhang zu werfen wird leichter, wenn wir die Art verändern, wie wir diese beunruhigenden Gedanken formulieren, und deutlicher machen, dass es nur Gedanken sind. Anstatt »Ich werde gleich sterben« könnte man sich zum Bespiel sagen: »Ich habe den Gedanken, dass ich gleich sterben werde«, wodurch sich die Erfahrung möglicherweise schon völlig ändert. Dasselbe gilt für Gefühle, wenn man eine Formulierung wie »Ich bin ängstlich« durch »Ich habe ein Angstgefühl« ersetzt. Die Benutzung dieser distanzierenden Formulierungen erinnert uns daran, dass Gedanken nur Gedanken sind, und kann uns deshalb helfen, die Defusion der Gedanken von ihren Referenten und die Unterscheidung von Selbst und Erleben zu vollziehen. Wenn Sie sich selbst sagen: »Ich habe den Gedanken, dass ich ein Versager bin« oder »Ich habe ein Gefühl von Traurigkeit«, fällt es Ihnen leichter, die Beobachter- oder Kontextperspektive einzunehmen und Ihre Gedanken und Gefühle als Inhalt zu erkennen.

Akzeptanz-Übungen II: Kognitive Defusion

Die folgenden Übungen sollen Ihnen helfen, die Defusion Ihrer Gedanken von der Realität, auf die sie sich beziehen, zu erleben.

Übung 6.5: Mit Sorgen spielen

1. Legen Sie Stift und Papier bereit und setzen Sie sich. Wählen Sie eines Ihrer Sorgenthemen aus und schreiben Sie es oben auf das Blatt. Geben Sie sich einige Minuten lang den Sorgen hin. Halten Sie Ihre Gedanken dabei

schriftlich fest. Kümmern Sie sich nicht darum, ob sie Sinn ergeben. Wenn Sie fertig sind, setzen Sie alles, was Sie aufgeschrieben haben, in Anführungszeichen, um sich selbst daran zu erinnern, dass es sich nur um Gedanken handelt.

2. Lesen Sie die Gedanken laut vor. Fangen Sie an, indem Sie mit normaler Stimme lesen, verlangsamen Sie dann das Tempo und werden Sie immer leiser, wie eine Tonbandaufnahme, die in der falschen Geschwindigkeit abgespielt wird. Werden Sie dann wieder schneller und lauter, wie eine Aufnahme, die zu schnell abgespult wird. Hören Sie aufmerksam zu, wie das klingt. Achten Sie dabei darauf, was mit den Gedanken geschieht. Wird deutlicher, dass es nur Gedanken sind?
3. Wählen Sie eine leichte Melodie wie »Alle meine Entchen« und singen Sie die Gedanken, die Sie aufgeschrieben haben. Was geschieht jetzt mit den Gedanken?
4. Versuchen Sie, die Gedanken mit Roboterstimme aufzusagen.
5. Sprechen Sie die Gedanken mit der Stimme einer Cartoon-Figur oder mit einem ausländischen Akzent.
6. Beugen Sie sich übers Waschbecken, führen Sie ein Glas Wasser an den Mund und neigen Sie das Glas, so dass das Wasser Ihre Lippen berührt. Atmen Sie durch die Nase und sprechen Sie die Gedanken ins Wasser, so dass es blubbert. Achten Sie darauf, wie das klingt und was mit den Gedanken geschieht.
7. Falten Sie ein Papierflugzeug oder ein anderes Papiermodell aus dem Zettel mit Ihrem Gedanken und stellen Sie es auf.
8. Wählen Sie ein weiteres Sorgenthema aus und wiederholen Sie die Übung.

Übung 6.6: Sorgen reimen

1. Wenn Sie bemerken, dass Sie sich Sorgen machen, versuchen Sie, die aufkommende Befürchtung in einem kurzen, einfachen Satz zu formulieren. Sprechen Sie den Satz laut aus.
2. Denken Sie jetzt an eine ganz andere, willkürliche Sorge, die sich auf die ersten Sorge reimt. Zum Beispiel:

Ursprüngliche Sorge	**Reim-Sorge**
»Was ist, wenn ich den Vortrag verhaue?«	»Was ist, wenn ich auf Seife kaue?«
»Bestimmt habe ich meinen Chef gekränkt.«	»Der Fischer hat das Boot versenkt.«

5. Versuchen Sie, den Gedanken an die ursprüngliche Sorge durch den Gedanken an die Reim-Sorge zu ersetzen. Versuchen Sie, mit derselben Intensität oder demselben Dringlichkeitsgefühl daran zu denken wie an die ursprüngliche Sorge.
6. Machen Sie sich bewusst, dass die ursprüngliche Sorge und die Reim-Sorge beides Gedanken sind und dass als solche die ursprünglichen Sorgen keine größere Bedrohung darstellen als die Reim-Sorgen.

Übung 6.7: Eine Show abziehen!

Diese Übung ist besonders hilfreich für die Defusion von »Was ist wenn …?«-Sorgen und -Befürchtungen hinsichtlich sozialer Situationen.

1. Ermitteln Sie eine »Was ist wenn?«-Sorge und geben Sie sich der Vorstellung hin, was geschehen könnte, wenn das Ereignis, über das Sie sich Sorgen machen, tatsächlich einträte. Malen Sie sich das schlimmstmögliche Szenario bis zum bitteren Ende aus.

2. Sammeln Sie verschiedene Alltagsgegenstände zusammen (z.B. einen Löffel, einen Stift, eine Taschenlampe, einen Tennisball etc.)
3. Weisen Sie jedem Gegenstand eine Rolle in dem Worstcase-Szenario zu, das Sie sich gerade vorgestellt haben, und inszenieren Sie ein kleines Theaterstück!
4. Führen Sie das Szenario von Anfang bis Ende auf, wobei die Gegenstände die Rollen der beteiligten Personen übernehmen. Angenommen, Sie fürchten, dass Ihr Chef durch eine Bemerkung, die Sie früher am Tag gemacht haben, gekränkt ist und Ihnen deshalb vielleicht kündigen wird. In diesem Fall könnten Sie einen Untersetzer wählen, der Ihre eigene Rolle in dem Geschehen übernimmt, während die Fernbedienung die Rolle des Chefs übernimmt. Führen Sie die Szene auf, in der Sie die Bemerkung gemacht haben, indem Sie den Untersetzer mit der Fernbedienung reden lassen. Gehen Sie dann zur nächsten Szene über, in der die Fernbedienung den Untersetzer feuert, etc.
5. Achten Sie darauf, was mit Ihren Sorgen geschieht, wenn Sie sie nachspielen. Versuchen Sie, dieselbe Szene zu wiederholen, aber besetzen Sie die Rollen diesmal mit verschiedenen Früchten oder mit Münzen und Geldscheinen.

Defusion von Wertungen und Urteilen

Eine ähnliche Art der Fusion, die wir alle kennen, ist die Verschmelzung von Bewertungen und Urteilen mit den Personen, Dingen und Ereignissen, auf die wir sie anwenden. Diese Fähigkeit zum Bewerten und Beurteilen ist etwas spezifisch Menschliches und hängt ebenso wie viele andere einzigartige menschliche Merkmale mit unserer Sprachfähigkeit zusammen. Als Sprachmaschine erzeugt Ihr Kopf Wertungen und Urteile und schreibt sie dann Menschen, Gegenständen oder Erfahrungen in der realen Welt zu. Anschließend verfahren wir dann häufig so, als wären diese Urteile tatsächlich ein Teil der Person, des Gegenstandes oder der Erfahrung. Die Defusion trägt dazu bei, den Unterschied zwischen den Eigenschaften, die den Gegenständen, Menschen oder Erfahrungen innewohnen, und den Urteilen, die nur in unserem Kopf existieren, zu erkennen.

Gibt es zum Beispiel tatsächlich so etwas wie ein »hässliches« Sofa? Das Sofa mag bestimmte charakteristische Eigenschaften aufweisen. Der Stoff ist vielleicht mit großen goldenen Blumen bedruckt. Es hat möglicherweise breite, grüne Fransen, eine voluminöse Polsterung und große knubbelige Holzbeine mit Messingbeschlägen. Doch der hässliche Teil des Sofas liegt im Auge des Betrachters. Als dasselbe Möbelstück in einer bestimmten Zeit in den 1970er Jahren in einem bestimmten Wohnzimmer in einem bestimmten Teil des Landes stand, galt es möglicherweise als wunderschönes Sofa. Das Gleiche gilt für die Urteile, die Sie über sich selbst, andere Personen oder Erfahrungen fällen.

Es ist vollkommen normal, dass unser Kopf Urteile und Wertungen erzeugt. Zu einem Problem wird es nur, wenn wir auf diese Urteile und Wertungen reagieren, als ob sie reale, unveränderliche Elemente der Welt wären (im Gegensatz zu sprachlichen Etiketten, die wir in der Welt verteilen). Wenn diese Kennzeichnungen negativ sind, fühlen wir uns unter Umständen von diesen negativen »Eigenschaften« der Menschen, Dinge und Ereignisse erdrückt, die in Wahrheit keine Eigenschaften sind, sondern Wertungen, die nur in unserer inneren Welt existieren.

Urteile und Bewertungen sind besonders belastend, wenn wir sie auf uns selbst anwenden. Wenn Sie zum Beispiel über ihre ganzen Sorgen und die damit einhergehende Vermeidung nachdenken, haben Sie wahrscheinlich bestimmte Urteile, die Sie sich selbst anheften. So denken Sie vielleicht etwas wie: »Ich bin erbärmlich.« Bei genauerer Betrachtung hat dieses Etikett etwas Vages und Willkürliches. Was bedeutet es genau, wenn Sie sagen »Ich bin erbärmlich«? Könnten Sie den Wahrheitsgehalt dieser Behauptung beweisen? Wie steht es mit den folgenden Statements? Treffen sie auf Sie zu oder nicht? Könnten Sie beweisen, ob sie wahr oder falsch sind?

»Ich bin groß.«
»Ich bin klein.«
»Ich habe braunes Haar.«
»Ich fühle mich oft angespannt.«

Betrachten Sie jetzt noch einmal die Aussage »Ich bin erbärmlich«. Wissen Sie auf die gleiche Weise wie bei diesen anderen Aussagen, ob das Statement wahr oder falsch ist? Könnten Sie es mit derselben Sicherheit beweisen? Alle oben aufgeführten Sätze sind Beschreibungen. Sie beziehen sich auf Eigenschaften, die Ihnen oder Ihrem Verhalten innewohnen. »Erbärmlich« ist dagegen einfach ein Wort, das ein Urteil zum Ausdruck bringt. Es beschreibt nichts Reales.

Übung 6.8: Bewerten Sie den Raum

1. Diese Übung soll Ihnen helfen, Urteile und Wertungen zu erkennen und sie von den Dingen, auf die sie sich beziehen, zu unterscheiden. Sie brauchen dazu einen Stapel selbst klebende Notizzettel.
2. Betrachten Sie nacheinander mehrere Gegenstände im Raum. Denken Sie sich ein Urteil oder eine Bewertung für jedes Objekt aus und schreiben Sie den Begriff auf einen Zettel. Heften Sie das Urteil an das Objekt. Zum Beispiel könnten Sie die Lampe als »grell«, das Bild an der Wand als »hübsch« oder einen Zeitungsartikel als »beunruhigend« bezeichnen. (Achten Sie darauf, dass Sie hier etwas anderes tun als in Übung 6.2, bei der Sie Beschreibungen auf den Haftzetteln notierten. Während Beschreibungen sich auf Eigenschaften beziehen, die zu dem Objekt gehören, werden Urteile ausschließlich von Ihnen erzeugt und vergeben.)
3. Denken Sie sich auch ein Urteil über sich selbst aus. Kleben Sie den Zettel mit dieser Bewertung auf Ihre Kleidung. Schauen Sie sich alle Urteile an. Machen Sie sich bewusst, dass es sich dabei um Gedanken handelt, die in Ihrem Kopf erzeugt werden.

4. Sammeln Sie alle Notizzettel zusammen und mischen Sie sie durcheinander. Verteilen Sie die Urteile, indem Sie die Zettel auf dieselben Objekte im Raum, einschließlich Ihrer selbst kleben, aber in willkürlicher Reihenfolge.
5. Schauen Sie sich die einzelnen Objekte an und versuchen Sie, die neu zugeordnete Wertung auf das Objekt anzuwenden. Probieren Sie, ob es möglich ist, jedes Objekt tatsächlich im Sinne der neuen Wertung zu betrachten. Ist es zum Beispiel möglich, den Zeitungsartikel als »hübsch« und sich selbst als »grell« anzusehen?
6. Achten Sie darauf, dass Urteile etwas Willkürliches haben und dass sie nicht dauerhaft mit dem Gegenstand der Beurteilung verbunden sind.
7. Entfernen Sie die Zettel und verteilen Sie sie erneut nach dem Zufallsprinzip, dieses Mal auf Gegenstände, die Sie vorher nicht beurteilt haben oder die sich in einem anderen Raum befinden. Schauen Sie, ob es möglich ist, jeden Gegenstand entsprechend der Beurteilung, die Sie ihm angeheftet haben, zu betrachten. Achten Sie darauf, dass sogar Bewertungen, die willkürlich zugeschrieben werden, unsere Wahrnehmung beeinflussen können.

Akzeptanz und Achtsamkeit

Der Akzeptanz-Schritt von KLAAR (die Unterscheidung zwischen Selbst und Gedanken sowie zwischen Gedanken und ihren Referenten) geht Hand in Hand mit dem nächsten Schritt: Achtsamkeit. Obwohl sie hier als getrennte Schritte dargestellt werden, sind sie in gewisser Weise zwei Seiten derselben Medaille.

Kapitel 7

Achtsamkeit für das Hier und Jetzt

Akzeptanz umfasst Achtsamkeit, und Achtsamkeit umfasst Akzeptanz. Wenn Sie zwischen sich selbst und Ihrer Erfahrung trennen, ebenso wie zwischen Ihren Gedanken und den Dingen und Ereignissen, auf die sich beziehen, so gehört dazu die achtsame Beobachtung Ihres Erlebens. Achtsamkeit bedeutet nicht nur Beobachtung, sondern dass man offen für alles ist, das man im gegenwärtigen Augenblick erlebt (Gedanken, Gefühle, sinnliche Wahrnehmungen), und auf unvoreingenommene, mitfühlende Weise darauf reagiert. Das heißt, dass man Gedanken als Gedanken betrachtet, ohne sich von ihnen davontragen oder sich auf der Inhaltsebene in sie verwickeln zu lassen.

Als Sie angefangen haben, den ersten Schritt des KLAAR-Ansatzes einzuüben, und Ihre Gedanken gekennzeichnet haben, haben Sie praktisch schon begonnen, Achtsamkeit zu üben. Zum Benennen von Gedanken gehört, dass man sich des eigenen Denkens bewusst ist. Zur Akzeptanz der eigenen Gedanken und Gefühle gehört, dass wir uns bewusst machen, dass sie von uns selbst ebenso wie von ihren Referenten getrennt sind. Achtsamkeit und der vorangehende KLAAR-Schritt der Akzeptanz umfassen beide eine Defusion. In diesem Sinne überschneiden und ergänzen sich diese beiden Konzepte. Achtsamkeit für den gegebenen Augenblick gehört zu den Schritten des KLAAR-Ansatzes, aber sie ist auch eine Fähigkeit, die in vielen anderen Lebensbereichen von Vorteil ist. Wie bei jeder anderen Fähigkeit macht auch bei der Achtsamkeit Übung den Meister.

Der gegenwärtige Augenblick

Wenn Sie überlegen, welche Dinge Ihnen besonders häufig Sorgen bereiten, stellen Sie wahrscheinlich fest, dass die meisten entweder in der Vergangenheit stattgefunden haben oder abzuwarten bleibt, ob sie sich in der Zukunft ereignen werden oder nicht. Wenn Sie niedergeschlagen sind oder grübeln, kreist Ihr Denken für gewöhnlich um Geschehnisse in der Vergangenheit. In dem Moment, in dem Sie darüber nachdenken, sind diese Ereignisse nur Erinnerungen. Der größte Teil Ihrer Angst und Sorge ist vermutlich auf Ereignisse in der Zukunft gerichtet, deren Eintritt mehr oder weniger wahrscheinlich ist. In dem Moment, in dem Sie sich diese Ereignisse vorstellen, sind sie lediglich Vorstellungen von Möglichkeiten. Während unsere Bewusstheit für die gleichermaßen illusorische Vergangenheit und Zukunft häufig mit Schmerz und Angst einhergeht, ist uns der gegenwärtige Augenblick auf andere Weise zugänglich. Wenn es uns gelingt, intensiver im Hier und Jetzt zu leben, finden wir häufig weniger Anlass zur Sorge.

Nehmen Sie den jetzigen Moment als Beispiel. Sie lesen gerade dieses Buch. Wo befinden Sie sich gerade? Fühlen Sie sich körperlich unbehaglich? Ist Ihnen extrem warm oder kalt? Haben Sie körperliche Beschwerden? Spüren Sie gerade extremen Hunger oder Durst? Wenn die Antworten auf diese Fragen nein lauten, dann ist der gegenwärtige Augenblick wahrscheinlich ein akzeptabler Ort. Achtsamkeit bedeutet, dass man bereit ist, intensiver im gegenwärtigen Augenblick zu leben. Wenn wir das tun, stellen wir häufig fest, dass das Hier und Jetzt mehr Ruhe und Zufriedenheit bietet, als sowohl Vergangenheit wie auch Zukunft bereithalten. Viele Menschen erleben diese »Erdung« im gegenwärtigen Augenblick, wenn sie sich auf bestimmte Aktivitäten einlassen. Manche Sportarten, die volle Konzentration verlangen und alle Sinne beanspruchen, bieten zum Beispiel Gelegenheit, mehr Achtsamkeit im Hier und Jetzt zu üben. Das Gleiche gilt für das Spielen eines Instruments oder die Zubereitung eines Feinschmecker-Menüs.

Die Konzentration auf den gegenwärtigen Augenblick bedeutet nicht, dass wir nicht an die Vergangenheit oder Zukunft denken dürfen, wenn wir achtsam sein wollen. Die Bewusstheit für den Augenblick wird häufig auch Gedanken an die Vergangenheit und Zukunft umfassen. Doch wenn wir diese Gedanken achtsam beobachten, geschieht es mit der Erkenntnis, dass es nur Gedanken sind und dass die Vergangenheit und Zukunft, auf die sie sich beziehen, *im Moment* nicht real sind. Dazu gehört kognitive Defusion (Gedanken als Gedanken betrachten), aber es erfordert auch, dass wir uns gewahr werden, wo wir sind und was gerade geschieht. Die Übungen in diesem Kapitel werden Ihnen nicht nur helfen, Ihre Bewusstheit für Ihre Gedanken und Gefühle zu erhöhen, sondern auch dazu beitragen, dass Sie Töne, Bilder, Gerüche und die anderen Sinneseindrücke, aus denen sich Ihr gegenwärtiges Erleben zusammensetzt, bewusster wahrnehmen. Wenn Sie Achtsamkeit üben, werden Sie immer noch Gedanken haben, die man als »Sorgen« kennzeichnen kann, aber es ist weniger wahrscheinlich, dass Sie sich von diesen Gedanken in die Vergangenheit oder Zukunft davontragen lassen. Wenn die Sorgen Sie doch einmal aus der Gegenwart entführen, kann die Achtsamkeit Sie zurückbringen.

Achtsamkeit & die Sinne

Unsere Sinneswahrnehmung bietet die Möglichkeit, Verbindung mit dem gegenwärtigen Augenblick aufzunehmen. Das unmittelbare Erleben von Tönen, Bildern, Gerüchen, Geschmacks- und Tastempfindungen ist nur im gegenwärtigen Augenblick möglich. Die Konzentration auf unsere Sinneswahrnehmungen hilft uns, im Hier und Jetzt zu bleiben. Normalerweise nehmen wir im Alltag nicht bewusst wahr, was wir hören, sehen, riechen, schmecken oder tasten. Wenn wir Achtsamkeit üben, widmen wir der Erfahrung, dass wir über unsere Sinne mit der Welt in Kontakt treten, mehr Aufmerksamkeit. Häufig bringen wir diese Art von Konzentration auf unsere sinnliche Wahrnehmung nur auf, wenn wir dieses Erleben beschreiben, beurteilen oder bewerten.

Erwägen wir zum Beispiel den Kauf eines Kleidungsstücks, nehmen wir die Farben und Muster, die wir sehen, oder den Stoff, den wir fühlen, häufig bewusster wahr, wenn wir diese Elemente bewerten und Urteile wie »attraktiv«, »schrill« oder »bequem« darüber fällen. Wenn wir eine unbekannte Speise probieren, achten wir stärker auf unseren Geschmackssinn, als wenn wir etwas Bekanntes essen, doch wir bewerten das Erlebnis auch und entscheiden, ob wir den Geschmack mögen oder nicht. Bei der Achtsamkeit geht es darum, an diese sinnlichen Erfahrungen mit dem Ziel heranzugehen, sie einfach zu erleben, ohne sie zu beurteilen oder zu bewerten. Wenn wir Achtsamkeit üben, kommen diese Wertungen trotzdem auf, aber wir betrachten sie auf distanziertere Weise, einfach als Gedanken, die unser Kopf hervorgebracht hat. Wir können das Urteil einfach als ein weiteres Element unserer Erfahrung erleben und die Gedanken wahrnehmen, ohne sie zu übernehmen.

Töne

Aufmerksam auf alles zu achten, was wir hören, ist eine wirksame Methode, um Zugang zum gegenwärtigen Augenblick zu gewinnen. Wenn Sie mit geschlossenen Augen in einem Raum sitzen, können Sie entfernte Töne aus anderen Räumen oder von draußen wahrnehmen. Sie hören die Geräusche, die sich im selben Raum mit Ihnen befinden, wie das Ticken einer Uhr oder das Summen der Klimaanlage. Wenn alles sehr still ist, hört man sogar die rauschenden, glucksenden und klopfenden Töne des eigenen Körpers, einschließlich eines gelegentlichen Rauschens in den Ohren – lauter Töne, die nicht von einer äußeren Quelle ausgehen. All diese akustischen Erlebnisse existieren ausschließlich im gegenwärtigen Augenblick.

Übung 7.1: Hören

Schließen Sie die Augen. Lauschen Sie einige Minuten lang aufmerksam auf alles, was Sie hören. Achten Sie auf alle Geräusche, die Sie in Ihrem Körper, im Raum und von draußen wahrnehmen. Wenn Sie beim Zuhören bemerken, dass Sie darüber nachdenken, was den Ton verursacht, lenken Sie Ihre Aufmerksamkeit wieder auf den Ton. Versuchen Sie, bei den Tönen selbst zu bleiben, ohne sich zu deren Auslösern tragen zu lassen. Wenn es ein anhaltender Ton ist, achten Sie auf Veränderungen. Machen Sie sich bewusst, dass Sie beim Zuhören auf Ihr *unmittelbares* Erleben konzentriert sind. Sobald Sie Ihre akustischen Wahrnehmungen in irgendeiner Form beurteilen, lenken Sie Ihre Aufmerksamkeit wieder auf die Töne selbst.

Sehen

Die meiste Zeit setzen wir unser Sehvermögen auf sehr utilitaristische Weise ein. Wir nutzen visuelle Informationen, um uns von einem Ort zum anderen zu bewegen, um physikalische und mechanische Vorgänge in unserer Umgebung zu koordinieren und um Zugang zu Informationen in Form von Symbolen zu erhalten. Wir nutzen unsere Augen, aber unsere Konzentration richtet sich auf die Bedeutung unserer visuellen Wahrnehmung. Wir sehen, aber unsere Aufmerksamkeit ist darauf gerichtet, *warum* wir sehen, wohin wir gehen oder was wir außer dem Sehen tun. Achtsames Sehen ist Sehen um des Sehens willen. Wenn wir es achtsam tun, sind wir nicht mit Urteilen wie »schön« oder »hässlich« beschäftigt, obwohl diese Gedanken präsent sein können. Wir erleben die Farben und Formen, um sie zu erleben, nicht als Mittel zu irgendeinem Zweck.

Übung 7.2: Sehen

Schließen Sie einen Moment lang die Augen und entspannen Sie sich. Wenn Sie die Augen öffnen, schauen Sie sich gründlich im Raum um. Betrachten Sie die Wände, die Fenster, die Türen. Schauen Sie auf alle Gegenstände im Raum. Achten Sie auf die vielen Farben, die Sie sehen. Auf die Formen der Gegenstände. Werden Sie gewahr, wie die verschiedenen Oberflächen das Licht reflektieren und wie viele Details Sie erkennen können, die Ihnen vorher nie aufgefallen sind. Wenn Sie merken, dass Ihnen Urteile oder andere Gedanken in den Sinn kommen, lenken Sie die Aufmerksamkeit zurück auf Ihr unmittelbares Erleben von Farben und Formen im gegenwärtigen Augenblick.

Gerüche

Der Sinn, der vom Menschen vielleicht als der selbstverständlichste angesehen wird, ist der Geruchssinn. Andere Säuger gewinnen ihre Informationen über die Welt zu einem Großteil über Gerüche. Der Mensch erhält ebenfalls viele Informationen über die Nase, auch wenn er vieles davon ignoriert. Wenn uns keine visuellen Hinweise zur Verfügungen stehen, helfen uns Gerüche ebenso wie Geräusche bei der Orientierung. Der Geruchssinn macht uns häufig auf Veränderungen in unserer unmittelbaren Umgebung aufmerksam, bevor diese Veränderungen von unseren anderen Sinnesorganen registriert werden. Wir wissen, dass es irgendwo brennt, bevor wir den Rauch oder die Flammen sehen. Dennoch ignorieren wir unsere Geruchswahrnehmungen häufig, außer wenn der Reiz außergewöhnlich stark ist.

Da wir unseren Geruchssinn nur in sehr begrenztem Umfang für praktische Zwecke einsetzen, schenken wir ihm vielleicht von vornherein mehr Achtsamkeit als anderen Sinneswahrnehmungen. Wenn wir den Duft einer Blume oder eines Räucherstäbchens wahrnehmen, tun wir das normalerweise ausschließlich, um den Duft als solchen zu erleben, und nicht, um etwas anderes dadurch zu erreichen. Solche Erfahrungen versetzen uns geradewegs in den gegenwärtigen Augenblick.

Übung 7.3: Riechen

1. Fangen Sie in Ihrem Badezimmer an; schließen sie die Augen und schnuppern Sie nacheinander an jedem Pflegeprodukt, das Sie dort finden: Zahnpasta, Mundwasser, Deodorant etc. Richten Sie Ihre gesamte Aufmerksamkeit darauf, was Sie in diesem Moment riechen. Wenn Sie merken, dass Sie den Duft als »gut« oder »schlecht« bewerten, registrieren Sie das Urteil einfach, ohne sich darauf einzulassen, und konzentrieren Sie sich wieder auf das sinnliche Erleben.
2. Gehen Sie jetzt in die Küche. Wählen Sie mehrere Gewürze und verschiedenes Obst oder Gemüse aus. Riechen Sie mit geschlossenen Augen abwechselnd daran und lassen Sie sich voll und ganz auf die Wahrnehmung der Aromen ein.
3. Wenden Sie sich jetzt subtileren Duftnoten zu. Schnuppern Sie an Ihrer Handfläche, an Ihrem Handrücken. Riechen Sie an Ihrer Schulter. Dann an den Seiten dieses Buchs, am Sofa und an den Kleidungsstücken in Ihrem Schrank. Gehen Sie nach draußen und riechen Sie an einem Blatt, einer Blume, der Erde. Nehmen Sie all diese Gerüche auf, ohne

sich mit Urteilen oder Analysen zu beschäftigen. Erleben Sie einfach das Angebot sinnlicher Wahrnehmungen und lassen Sie sich intensiver auf das Hier und Jetzt ein.

Tasten

Auch dem Tastsinn schenken wir im Allgemeinen wenig Aufmerksamkeit. Bei etlichen Erfahrungen, die Sie vielleicht nicht unbedingt als berührungsbezogen einstufen würden, lassen Sie sich jedoch sehr wahrscheinlich von ihm leiten. Wenn Sie sich zum Beispiel entscheiden, Ihre älteste und bequemste Jeans anzuziehen, so wird diese Wahl vermutlich in erster Linie von Ihrem Tastsinn bestimmt. Wenn Sie es genießen, ein heißes Bad zu nehmen, jemanden zu umarmen oder barfuß durchs Gras zu laufen, schwelgen Sie in Tasterlebnissen. Diese Empfindungen können Ihnen helfen, Kontakt mit der Gegenwart herzustellen, wenn Sie sie ins Zentrum Ihrer Wahrnehmung rücken lassen. Unsere Haut trennt nicht nur unsere innere von der äußeren Welt, sie ist auch mit Tastrezeptoren besetzt. Eine unerwartete Berührung von außen kann den Körper in Alarm versetzen. Die größte Aufmerksamkeit schenken wir neuen und unbekannten Tasterlebnissen, während eine konstante und anhaltende Berührung wie etwa das Gewicht unserer Kleidung eher in den Hintergrund der Wahrnehmung tritt. Die Fingerspitzen sind unser sensibelstes Tastorgan. Mit ihnen erkunden wir vorsichtig die unmittelbare Umgebung, um festzustellen, was heiß oder kalt, nass oder trocken ist. Obwohl man achtsam auf alle körperlichen Berührungen reagieren kann, ist es am leichtesten, achtsam wahrzunehmen, was die Fingerspitzen fühlen. Da die Tastsensoren sich sehr schnell an konstanten Druck gewöhnen, macht man sich das Tasterleben am besten bewusst, indem man die Fingerspitzen in langsamer Bewegung hält und die von Augenblick zu Augenblick wechselnden Empfindungen registriert.

Übung 7.4: Berühren

1. Beginnen Sie mit diesem Buch. Schließen Sie die Augen und lassen Sie Ihre Finger das Buch erkunden. Spüren Sie die Seiten. Achten Sie auf die unterschiedlichen Empfindungen, wenn Sie mit den Fingern quer über eine einzelne Seite und dann über die Kanten der Seiten streichen. Achten Sie auf die unterschiedliche Beschaffenheit der Innenseiten und des Buchdeckels. Blättern Sie mit einer Hand durchs Buch und spüren Sie mit der anderen Hand den leichten Lufthauch, der dabei entsteht.
2. Suchen Sie sich einen bequemen Platz zum Sitzen oder Liegen. Schließen Sie die Augen und ertasten Sie die Struktur des Möbelstücks oder des Bodens. Streichen Sie langsam mit den Fingern darüber und achten Sie auf Veränderungen des Materials, das Sie berühren. Wenn Sie Stoff ertasten, achten Sie darauf, ob Ihre Finger mühelos darüber hinweggleiten oder ob Ihre Fingerspitzen im Webmuster auf Widerstand stoßen.
3. Nehmen Sie einen Eiswürfel in die Hand und stellen Sie sich ans Waschbecken. Schließen Sie die Augen und konzentrieren Sie sich darauf, wie sich das Eis auf Ihrer Haut anfühlt. Halten Sie den Eiswürfel weiter in der Hand und spüren Sie, wie er schmilzt. Achten Sie darauf, wie die kalten Wassertropfen zwischen Ihren Fingern hindurchsickern und über Ihre Hand laufen.

Geschmack

Die mit dem Essen verbundenen Empfindungen beruhen im Grunde auf einer Mischung aus Tast-, Geruchs- und Geschmackssinn. Unsere Wahrnehmung von Nahrungsmitteln wird von ihrer Struktur, ihrer Konsistenz und ihrem Duft genau so sehr beeinflusst wie von ihrem Geschmack. Die Zunge ist nach den Fingerspitzen unser sensibelstes Tastorgan. Die unten beschriebene Praxis des achtsamen Essens betont alle Elemente des kulinarischen Erlebens. Um insbesondere den Geschmack bewusst wahrzunehmen, ist es hilfreich, den Vorgang des Kauens zu verlangsamen oder dabei innezuhalten. Die Geschmacksknospen, die stärker spezialisiert sind als die Tastsensoren, sind je nachdem, wo sie auf der Zunge angesiedelt sind, mehr oder weniger empfänglich für bestimmte Geschmacksempfindungen wie süß, sauer, bitter oder salzig. Beim achtsamen Schmecken lässt man das Essen langsam auf der Zunge zergehen, nimmt bewusst die Veränderungen in Intensität und Aroma wahr und achtet schließlich nach dem Hinunterschlucken auf die Nuancen des Nachgeschmacks.

Übung 7.5: Schmecken

1. Stecken Sie sich ein kleines Stück Schokolade in den Mund. Halten Sie es auf der Zunge, ohne es zu kauen. Lassen Sie die Schokolade im geschlossenem Mund langsam zergehen. Achten Sie dabei auf die Veränderungen im Geschmack. Breiten Sie die geschmolzene Schokolade auf der Oberfläche Ihrer Zunge aus und achten Sie auf die Veränderung in der Intensität der Geschmacksempfindungen. Wenn das Schokoladenstückchen sich vollständig aufgelöst hat, schlucken Sie es herunter. Achten Sie auf das Aroma, das Sie weiterhin wahrnehmen. In welchem Bereich Ihres Mundes spüren Sie den anhaltenden Schokoladengeschmack am intensivsten?
2. Träufeln Sie einen Tropfen Zitronensaft auf die Fingerspitze und berühren Sie damit die Zungenspitze. Benetzen Sie dann den hinteren Teil Ihrer Zunge mit etwas Zitronensaft. Machen Sie das Gleiche auf jeder Seite der Zunge. Achten Sie auf die unterschiedlichen Geschmackswahrnehmungen, die auf den verschiedenen Teilen der Zunge ausgelöst werden.

Achtsamkeit für komplexe Erlebnisse

Die vorangehenden Übungen betonen die Achtsamkeit für spezifische Einzelerfahrungen. Häufiger jedoch zeichnen sich unsere Augenblicke durch verschiedene Erfahrungsschichten aus. Wenn wir Achtsamkeit üben, fließt unsere Wahrnehmung häufig von einem Aspekt der Erfahrung zum nächsten, aber es ist auch möglich, sich gleichzeitig verschiedener Aspekte oder Schichten des Erlebens bewusst zu sein.

Übung 7.6: Geschmack plus Berührung

Nehmen Sie eine Prise Kristallzucker in den Mund. Lassen Sie den Zucker bei geschlossenem Mund langsam auf der Zunge zergehen und konzentrieren Sie sich auf den Geschmack und seine Veränderungen. Versuchen Sie, darauf zu achten, wann die Wahrnehmung intensiver wird, und auf den Moment, in dem die Intensität nachzulassen beginnt. Schmecken Sie der vergehenden Süße nach. Können Sie den Geschmack und die Struktur des Zuckers gleichzeitig wahrnehmen?

Übung 7.7: Hören plus Sehen

Diese Übung können Sie wahlweise drinnen oder draußen durchführen. Ein idealer Ort im Freien wäre ein Garten oder ein Park. In dieser Umgebung brauchen Sie einen MP3-Player mit Kopfhörern. Wenn Sie die Übung in der Wohnung durchführen, wählen Sie sich ein Gemälde (abstrakte Bilder sind gut geeignet) oder mehrere Gegenstände, die Sie gern anschauen, und machen es sich neben Ihrer Anlage bequem.

1. Wählen Sie ein längeres Musikstück oder mehrere kürzere Stücke ohne Gesang aus. Suchen Sie sich einen Platz in Sichtweite von Blumen oder Pflanzen, wenn Sie draußen

sind, oder in Sichtweite des Bildes und der Gegenstände, wenn Sie drinnen sind, und setzen Sie sich.

2. Schließen Sie die Augen. Lauschen Sie zunächst aufmerksam auf die Musik. Konzentrieren Sie sich auf die verschiedenen Töne, aus denen sich das Klangerlebnis zusammensetzt. Probieren Sie, ob Sie die einzelnen Instrumente heraushören können. Lassen Sie sich möglichst nicht von der Musik »davontragen«, sondern bleiben Sie in jedem Augenblick bei dem, was Sie hören. Wenn die Musik Assoziationen oder Gedanken auslöst oder wenn Sie bemerken, dass Sie Urteile über die Musik fällen, nehmen Sie sie zur Kenntnis und lenken Ihre Aufmerksamkeit dann wieder zurück auf die Klänge, die Sie in diesem Moment hören.
3. Wenn Sie sich auf die Musik konzentriert haben und die Konzentration halten können, öffnen Sie die Augen. Während Sie weiter bei der Musik bleiben und sie auf achtsame Weise wahrnehmen, richten Sie Ihre Aufmerksamkeit auch auf den Anblick vor sich. Nehmen Sie sowohl die visuellen als auch die akustischen Eindrücke ganz bewusst wahr. Beobachten Sie mögliche Wechselwirkungen zwischen dem, was Sie hören und sehen. Fangen diese Elemente Ihres Erlebens an, sich miteinander zu verbinden oder in irgendeiner Form ineinanderzufließen?

Übung 7.8: Ein heißes Bad

Das Erlebnis eines heißen Bades setzt sich aus zahllosen Elementen sinnlicher Wahrnehmung zusammen. Von dem Moment, in dem wir den Hahn aufdrehen, füllt sich der Raum mit Geräuschen, Düften und Veränderungen von Temperatur und Feuchtigkeit.

1. Setzen Sie sich bequem neben die Wanne. Gießen Sie langsam ein bisschen Badeöl oder Schaumbad hinzu, während das Wasser einläuft. Achten Sie darauf, wie sich

die Farbe des Wassers verändert. Verfolgen Sie die Bewegung des Wassers, während es in die Wanne läuft.

2. Schließen Sie die Augen und hören Sie auf das Geräusch des einlaufenden Wassers. Lassen Sie Ihre Aufmerksamkeit bei dem weißen Lärm des plätschernden Wassers verweilen.
3. Achten Sie auf die vorhandenen Duftnoten. Auf den Duft des Bades und der Seife, auf den Plastikgeruch des Duschvorhangs und den Geruch der feuchten Luft.
4. Drehen Sie den Hahn zu, wenn die Wanne voll ist, und lauschen Sie der Stille nach, die das plätschernde Geräusch ablöst.
5. Steigen Sie ganz langsam in die Wanne. Während Sie erst den einen und dann den anderen Fuß eintauchen, konzentrieren Sie sich auch auf die Wahrnehmung des heißen Wassers. Spüren Sie die Härte der Wannenoberfläche unter Ihren Füßen. Bleiben Sie einen Moment mit geschlossenen Augen stehen und versuchen Sie, das Wasser an Ihren Fesseln zu spüren. Achten Sie auf den Unterschied zwischen dem Teil Ihres Fußes, der sich unter der Wasseroberfläche befindet, und dem Teil, der sich darüber befindet, und konzentrieren Sie sich auf die Linie, an der Wasser und Luft auf Ihre Haut treffen.
6. Lassen Sie sich langsam ins Wasser hinunter und achten Sie auf die veränderten Empfindungen Ihres gesamten Körpers. Halten Sie zwischendurch inne und nehmen Sie bewusst wahr, welche Teile Ihres Körpers nass und welche trocken sind.
7. Lassen Sie sich vollständig in der Wanne nieder und schließen Sie die Augen. Probieren Sie, ob Sie die Berührung des Wassers und der Luft an Ihrer Haut spüren können, während Sie gleichzeitig auf die Geräusche im Raum achten. Lauschen Sie dem Tröpfeln und Plätschern, wenn Sie sich bewegen. Achten Sie auch wieder auf die Duftnoten. Machen Sie sich die Berührung des Wassers, die Töne und die Gerüche gleichzeitig bewusst. Achten Sie darauf,

wie diese Empfindungen zusammenspielen und alle zusammen das Gesamterleben des Badens ausmachen.

8. Spritzen Sie sacht Wasser auf Arme, über die Brust und das Gesicht und konzentrieren Sie sich auf die Empfindungen, die Temperatur, das Gefühl des herablaufenden Wassers auf der Haut. Versuchen Sie, diese Dinge zu spüren, während Sie der Düfte und Töne gewahr bleiben, die mit den Bewegungen des Wassers einhergehen.
9. Drücken Sie einen Waschlappen oder Schwamm über Kopf, Brust und Armen aus.
10. Lassen Sie sich mit geschlossenen Augen tiefer ins Wasser gleiten, bis Ihre Ohren untergetaucht sind. Achten Sie darauf, wie sich Ihre akustische Wahrnehmung verändert, wenn Sie mit den Ohren unter Wasser tauchen. Achten Sie auf Wechselwirkungen zwischen dieser Veränderung im Hören und Ihren visuellen Wahrnehmungen.
11. Nachdem Sie eine Weile eingeweicht sind, steigen Sie langsam aus der Wanne. Achten Sie auf den Temperaturunterschied, den Sie auf der Haut spüren, wenn Sie die Wanne verlassen. Setzen Sie sich wieder bequem neben die Wanne und trocknen Sie sich langsam und achtsam ab, während das Wasser abfließt. Spüren Sie die Wärme des weichen Handtuchs an Ihrer Haut und machen Sie sich bewusst, dass das Erleben anhält. Hören Sie auf die Geräusche des Wassers, wenn es aus der Wanne abfließt. Wenn das letzte Wasser im Abfluss verschwunden ist, lauschen Sie der einsetzenden Stille nach. Achten Sie darauf, wie sich Ihr Körper anfühlt, und entspannen Sie im Hier und Jetzt.

Achtsamkeit für Ihren Körper

Die Konzentration auf Ihren Körper als physische Gegebenheit, als etwas, das Masse und Gewicht hat und im Hier und Jetzt an einem konkreten Ort existiert, erleichtert es, die Bewusstheit für den gegenwärtigen Augenblick fester zu verankern. Das können Sie zum Beispiel tun, indem Sie Ihren Körper wie in der folgenden Übung beschrieben von den Füßen bis hoch zum Scheitel einer gründlichen Untersuchung unterziehen. Diese überprüfende Betrachtung unterscheidet sich von den Anspannungs- und Lockerungsübungen in Kapitel 5. Dort bestand das Ziel darin, Ihren Körper von einem Zustand der Anspannung in einen Zustand der Entspannung zu versetzen. Bei dieser Übung sollen Sie Ihren Körper einfach nur beobachten, nicht beeinflussen. Wenn Sie bei diesem Körper-Check eine Verkrampfung spüren, registrieren Sie diese Spannung einfach und machen Sie weiter. Wie bei den Achtsamkeitsübungen geht es beim Körper-Check darum, Ihr körperliches Erleben zu beobachten und zu akzeptieren, ohne zu versuchen, etwas zu verändern.

Übung 7.9: Körper-Check

Machen Sie diese Übung zunächst sehr langsam. Anfangs sollte die gesamte Übung etwa 15 bis 20 Minuten dauern. Später können Sie die Übung schneller durchführen und als Vorbereitung für die nachfolgenden Übungen nutzen.

1. Setzen Sie sich mit geschlossenen Augen bequem hin und atmen Sie einige Minuten lang tief und langsam ein und aus.
2. Richten Sie Ihre Aufmerksamkeit auf Ihre Zehen. Konzentrieren Sie sich auf alle Zehen des linken Fußes – den großen Zeh, den kleinen Zeh und alle dazwischenliegenden Zehen. Richten Sie die Aufmerksamkeit jetzt auf die Zehen des rechten Fußes und schenken Sie jedem einzelnen Beachtung.

3. Konzentrieren Sie sich jetzt auf Ihre Füße. Richten Sie die Aufmerksamkeit auf den linken, dann auf den rechten Fuß und schließlich auf beide Füße gleichzeitig. Werden Sie sich der Fußsohlen, des Ballens, des Spanns, der Ferse gewahr. Achten Sie auf die Seiten und die Oberseite Ihrer Füße. Versuchen Sie, den Druck Ihrer Socken oder Schuhe zu spüren.
4. Achten Sie auf Ihre Fußknöchel, die Innenseite Ihrer Fesseln und die Außenseite.
5. Richten Sie die Aufmerksamkeit auf Ihre Unterschenkel. Registrieren Sie das Gefühl der Anspannung in den Unterschenkeln und machen Sie weiter.
6. Werden Sie sich Ihrer Knie bewusst. Konzentrieren Sie sich auf die Vorderseite und dann auf die Kniekehlen.
7. Richten Sie die Aufmerksamkeit auf Ihre Oberschenkel. Achten Sie auf Spannungsgefühle und nehmen Sie wahr, wo Ihre Oberschenkel Kontakt mit der Oberfläche Ihrer Sitzgelegenheit haben.
8. Konzentrieren Sie sich auf Ihren Po und unteren Rückenbereich. Achten Sie auf Anspannungen oder Verkrampfungen. Spüren sie, wo Ihr Po und Steißbereich Kontakt mit dem Stuhl oder Boden haben.
9. Wenden Sie sich nun dem mittleren und oberen Rückenbereich zu. Wenn Sie Verkrampfungen spüren, nehmen Sie diese Empfindungen einfach zur Kenntnis und akzeptieren Sie sie.
10. Richten Sie Ihre Aufmerksamkeit jetzt auf Ihre Oberarme, links und rechts, und machen Sie sich bewusst, wo sie sich neben Ihrem Körper befinden.
11. Achten Sie auf Ihre Unterarme, Ihre Handgelenke und Hände. Werden Sie gewahr, was Ihre Hände berühren und was Sie mit ihnen spüren können.
12. Richten Sie Ihre Aufmerksamkeit nun auf Ihren Hals. Probieren Sie, ob Sie die Muskeln an beiden Seiten, Ihre Kehle und den Nacken spüren können.
13. Konzentrieren Sie sich auf Ihr Gesicht. Achten Sie auf die

Muskeln um Ihren Mund und Ihre Kiefermuskeln. Nehmen Sie den Bereich um die Augen und die Stirn wahr. Nehmen Sie mögliche Verspannungen wahr, nehmen Sie sie einfach zur Kenntnis und machen Sie weiter.

14. Richten Sie die Aufmerksamkeit auf Ihre Kopfhaut. Nehmen Sie die Muskeln wahr, die Ihren Kopf bedecken, ebenso wie alle Empfindungen, die Sie möglicherweise am Hinterkopf und auf dem Scheitel spüren.
15. Erlauben Sie Ihrer Wahrnehmung jetzt, sich auszudehnen, so dass Sie Ihren gesamten Kopf, den Rumpf, die Beine und die Füße umfasst. Nehmen Sie Ihren gesamten Körper als einheitliches Ganzes wahr. Atmen Sie tief und langsam weiter. Beobachten Sie einfach Ihren Körper als stabiles Ganzes, das vom Stuhl oder vom Boden getragen wird, und machen Sie sich Ihre Präsenz im Hier und Jetzt bewusst.

Achtsamkeit & Atmung

Ein jederzeit zugängliches Element Ihres unmittelbaren Erlebens ist die Erfahrung Ihres eigenen Atmens. Sie atmen schon Ihr ganzes Leben. Da es in Ihrem Körper geschieht, ist es eine sehr persönliche Erfahrung. Zu dieser Erfahrung haben Sie sogar mit geschlossenen Augen Zugang, sogar in einem dunklen Raum oder wenn Sie nichts hören, riechen oder schmecken. Alle Atemzüge, mit Ausnahme des ersten und letzten, treten paarweise auf. Wir atmen ein und dann aus. Da wir es den ganzen Tag lang tun, sind wir uns für gewöhnlich unserer Atmung nicht bewusst. Da Sie es *in diesem Augenblick* tun, ist Ihr Atem ein idealer Fokus für die Achtsamkeit im Hier und Jetzt.

Übung 7.10: Folgen Sie Ihrem Atem

1. Setzen Sie sich bequem hin und schließen Sie die Augen. Atmen Sie ruhig und langsam durch die Nase ein.
2. Achten Sie beim Einatmen darauf, ob Sie spüren können,

wie die Luft an Ihren Nasenlöchern vorbeiströmt. Konzentrieren Sie sich einige Atemzüge lang auf den Bereich um Ihre Nasenlöcher, bis Sie fühlen können, wie die Luft dort in Ihren Körper hinein- und wieder hinausfließt.

3. Achten Sie jetzt darauf, wie der Luftstrom sich weiter oben im Nasenraum und bis in den Bereich hinter Ihren Augen verteilt. Vielleicht spüren Sie eine gewisse Kühle hinter den Augen.
4. Versuchen Sie jetzt, zu spüren, wie die Luft sich hinter Ihrer Kehle in die Luftröhre bewegt. Vielleicht erleben Sie Ihren Atem hier als sanftes Kitzeln ganz hinten an der Zunge.
5. Achten Sie beim nächsten Atemzug darauf, wie die Luft in Ihren Brustraum strömt. Vielleicht empfinden Sie einen leichten Druck in der Brustmitte, wenn die Lunge sich ausdehnt.
6. Probieren Sie schließlich, ob Sie Ihrem Atem den ganzen Weg hinunter in den Bauch folgen können. Spüren Sie, wie Ihr Bauch sich ausdehnt, wenn Sie einatmen, und sich beim Ausatmen wieder zusammenzieht.
7. Atmen Sie tief und ruhig weiter. An welcher Stelle Ihres Körpers sind Sie sich der Luft, die in Ihren Körper hinein- und wieder hinausströmt, am stärksten bewusst? Richten Sie Ihre Aufmerksamkeit auf diesen Punkt und konzentrieren Sie sich einige Minuten lang darauf.

Übung 7.11: Beobachten Sie Ihren Atem

Verwenden Sie anfangs etwa 10 Minuten auf diese Übung. Stellen Sie sich einen Wecker.

1. Setzen Sie sich, nehmen Sie eine bequeme Haltung an und atmen Sie mit geschlossenen Augen mehrmals tief und langsam ein und aus.
2. Konzentrieren Sie sich auf den in Übung 7.10 ermittelten Punkt, an dem Sie sich Ihres Atemstroms besonders bewusst sind.

3. Richten Sie Ihre Aufmerksamkeit auf diese Stelle und verfolgen Sie jeden Atemzug, während die Luft in Ihren Körper hinein- und wieder hinausströmt. Bleiben Sie auf den Atem und den Augenblick konzentriert.
4. Wenn Sie bemerken, dass Sie nicht bei der Sache sind, bringen Sie den Fokus sanft zurück auf Ihre Atmung. Beobachten Sie einfach Ihren Atem und den gegenwärtigen Augenblick.
5. Registrieren Sie alle Gedanken oder Urteile, die möglicherweise auftauchen, insbesondere bezüglich Ihrer Leistung. Wenn Sie bemerken, dass Sie etwas denken wie »Ich mache das nicht richtig« oder »Das ist schwierig«, nehmen Sie den Gedanken einfach zur Kenntnis und richten Sie Ihre Aufmerksamkeit wieder auf Ihren Atem.

Achtsamkeit & Ihr Herzschlag

Ein noch persönlicheres Erleben des gegenwärtigen Augenblicks ist die Empfindung Ihres eigenen Herzschlags. Er wird uns besonders bewusst, wenn unser Herz anfängt, schneller und intensiver zu schlagen. Doch mit etwas Übung ist es möglich, auch den normalen Herzschlag zu spüren, wenn man ruhig dasitzt und auf ihn achtet. Die meisten Menschen erleben dies als langsames, rhythmisches Pulsieren in der Brust, aber möglicherweise spüren Sie Ihren Herzschlag auch als Puls in anderen Körperteilen.

Übung 7.12: Spüren Sie Ihren Herzschlag

Stellen Sie sich einen Wecker und verwenden Sie zunächst 10 Minuten auf diese Übung.

1. Setzen Sie sich bequem hin und atmen Sie tief und langsam mit geschlossenen Augen ein und aus.
2. Konzentrieren Sie sich zunächst wie in der letzten Übung auf Ihre Atmung. Verharren Sie nach einigen Atemzügen ganz still und konzentrieren Sie sich auf Ihre Körpermitte.

3. Vielleicht spüren Sie nach einer Weile ein leichtes, rhythmisches Pulsieren innerhalb Ihres Körpers. Die meisten Menschen spüren es am deutlichsten in der Brustmitte oder direkt über dem Zwerchfell. Andere nehmen dieses Pochen eher im Hals oder in den Oberarmen wahr. Einige Menschen können ihren Herzschlag hören, aber viele erleben ihn als stumme, pulsierende Bewegung innerhalb ihres Körpers.
4. Beobachten Sie nun einfach Ihren Herzschlag. Wenn Sie dabei Gedanken, Gefühle oder andere Empfindungen wahrnehmen, erkennen Sie sie einfach an und richten Ihre Aufmerksamkeit dann wieder auf Ihren Herzschlag.

Achtsamkeit für Gedanken & Gefühle

Unsere Sinne erleichtern es uns, Verbindung mit dem gegenwärtigen Augenblick aufzunehmen, weil die Sinnesinformationen, die uns zur Verfügung stehen, nur im Hier und Jetzt existieren. Die bewusste Wahrnehmung der Gedanken und Gefühle des gegebenen Augenblicks ist häufig schwieriger. Wenn wir mit unseren Gedanken an die Vergangenheit oder an die Zukunft verschmelzen, sie also in Fusion erleben, entfernen wir uns vom gegenwärtigen Augenblick. Achtsamkeit für sinnliche Wahrnehmungen oder für unsere Atmung und unseren Herzschlag können uns zurück in die Gegenwart versetzen. Dieses Vorgehen gibt uns die Möglichkeit, unsere Gedanken und Gefühle auf losgelöste Weise – in *Defusion* – zu beobachten und sie wie unseren Herzschlag als weiteren Aspekt unserer Erfahrung im Hier und Jetzt zu erleben. Die Defusions-Übungen im vorangehenden Kapitel waren gleichzeitig Übungen in Achtsamkeit. Wenn wir achtsam gegenüber unseren Gedanken sind, beobachten und erleben wir Sie als Gedanken. Alle Übungen des letzten Kapitels, die darauf ausgerichtet waren, Ihre Bewusstheit zu erweitern und dazu beizutragen, dass Sie Gedanken und Gefühle auf der Kontext-Ebene erleben (auf der Sie selbst der Kontext und die Gedanken und Gefühle der Inhalt sind), sind besonders wichtig, wenn es darum geht, achtsam gegenüber Gedanken und Gefühlen zu sein.

Übung 7.13: Beobachten Sie Ihre Gedanken wie eine Diavorführung

Beginnen Sie mit Übung 7.11, indem Sie ganz still sitzen und sich auf Ihre Atmung konzentrieren. Achten Sie mehrere Minuten lang auf Ihren Atem. Wenn Sie sich bewusst sind, dass Sie selbst als Beobachter Ihre Atmung verfolgen, gestatten Sie sich, auch Ihre Gedanken wahrzunehmen. Stellen Sie sich vor, Ihre Gedanken werden auf eine große Leinwand projiziert, wie bei einer Diashow in einem verdunkelten Raum. Während Sie die Leinwand beobachten, werden Sie feststellen, dass Gedanken kommen und gehen. Vielleicht sehen Sie Ihre Gedanken als Bilder, Erinnerungen oder Worte auf der Leinwand. Wenn sie sich eines Gedankens bewusst sind, lassen Sie ihn vorüberziehen und warten Sie auf den nächsten Gedanken, der auf der Leinwand auftaucht. Nach einer Weile stellen Sie vielleicht fest, dass die Gedanken in rhythmischer Folge kommen und gehen, genau wie die Bilder in einer Diashow.

Achtsamkeit und Urteile

Wenn Sie Ihre Gedanken im Hier und Jetzt beobachten, wird Ihnen wahrscheinlich auffallen, dass auch einige Urteile oder Wertungen dabei sind. Wenn Sie zum Beispiel einen Baum betrachten, kommt Ihnen vielleicht der Gedanke, es sei ein »wunderschöner« oder ein »starker« Baum. Wenn wir Achtsamkeit üben, tauchen auch sehr häufig Urteile über uns selbst auf, insbesondere darüber, wie erfolgreich wir bei unseren Bemühungen um die Achtsamkeit abschneiden. Bei diesen Gedanken ist es mitunter besonders schwierig, Defusion zu erreichen, und man gerät häufig in Versuchung, sich stärker in sie zu verwickeln.

Achtsamkeit bedeutet nicht, dass wir aufhören zu urteilen – es bedeutet einfach, dass man diese Urteile als solche wahrnimmt und kennzeichnet und sie losgelöst von sich selbst betrachtet. Wenn wir unseren Gedanken mit Achtsamkeit begegnen, bemerken wir, dass wir Urteile fällen, aber wenn wir Achtsamkeit und Akzeptanz üben, fallen wir nicht so leicht auf diese Urteile herein.

Übung 7.14: Essen Sie etwas, das Ihnen nicht schmeckt

Wählen Sie ein bestimmtes Nahrungsmittel aus, das Sie im allgemeinen vermeiden, weil Sie den Geschmack oder die Konsistenz nicht mögen. Nehmen Sie langsam und achtsam ein wenig davon zu sich. Konzentrieren Sie sich einfach auf den Geschmack, die Struktur und das Aroma und achten Sie auf das Gesamterleben beim Essen dieses Nahrungsmittels.

Registrieren Sie Urteile oder Bewertungen, die Ihnen in den Sinn kommen, während Sie das Essen langsam kauen. Wenn Sie negative Gedanken wie »Igitt, ist das scheußlich« oder »Ich hasse diesen Geschmack« bemerken, nehmen Sie diese wertenden Gedanken einfach zur Kenntnis, kennzeichnen Sie sie als Urteile und nehmen Sie sie als Bestandteil Ihrer Erfahrung hin. Probieren Sie, ob es möglich ist, die wertenden Gedanken zu erleben, ohne sie zu glauben.

Übung 7.15: Eine kalte Dusche

Drehen Sie beim Duschen langsam den Heißwasserhahn zu. Achten Sie darauf, wie sich das Wasser auf Ihrer Haut anfühlt, wenn es allmählich kälter wird. Registrieren Sie mögliche Beurteilungen oder Empfindungen, mit denen Sie auf den Temperaturwechsel reagieren. Wenn Ihnen auffällt, dass Sie zurückschrecken oder das kalte Wasser auf andere Weise vermeiden, nehmen Sie diese Reaktionen zur Kenntnis und bewegen sich dann wieder in den Kaltwasserstrom hinein.

Achten Sie dabei auf innere Widerstände oder Wertungen, die Ihnen bezüglich der Dusche oder sich selbst in den Sinn kommen. Üben Sie, diese Gedanken ebenso bereitwillig zu erleben wie die Kälteempfindung, während Sie gleichzeitig bereitwillig im kalten Wasser stehen bleiben.

Mitgefühl

Eine achtsame Haltung, bei der man nicht vorschnell urteilt, lässt sich auch als Mitgefühl beschreiben. Ob es um das Bewerten eigener Erfahrungen, anderer Menschen oder uns selbst geht – wenn wir mit Mitgefühl auf etwas oder jemanden zugehen, halten wir diese Urteile zurück. Den meisten Menschen fällt es leicht, Mitgefühl für kleine Kinder aufzubringen. Wenn wir ein Kind sehen, das Angst hat oder wütend ist, neigen wir eher dazu, mit Empathie und Verständnis anstatt mit Kritik zu reagieren. Das Ziel unserer Achtsamkeit besteht darin, für uns selbst und unsere Erfahrungen dasselbe Mitgefühl aufzubringen. Das gilt insbesondere, wenn es um die Beurteilung geht, wie »gut« wir Achtsamkeit praktizieren. Wenn Sie still dasitzen und auf Ihre Atmung oder Ihren Herzschlag achten, werden Sie anfangs wahrscheinlich feststellen, dass Ihre Aufmerksamkeit abschweift. Das ist menschlich. Darauf mit Mitgefühl zu reagieren ist ein entscheidendes Element der Achtsamkeit.

Shoppen mit Lucinda

Stellen Sie sich vor, Sie sind zusammen mit Ihrer dreijährigen Nichte Lucinda in einer Einkaufspassage unterwegs. Während Sie durch das Center gehen, haben Sie das konkrete Ziel im Sinn, zum Parkplatz zu gelangen, Ihr Auto wiederzufinden und nach Hause zu fahren. Doch Lucinda teilt Ihre Zielstrebigkeit nicht. Lucinda steckt voller Energie und ist von Natur aus sehr neugierig. Auf Ihrem Weg durch das Einkaufszentrum steckt Lucinda die Nase in beinahe jedes Geschäft, an dem Sie vorbeikommen. Sie zieht an Ihrer Hand und sagt: »Schau dir das an!« oder »Oh, was ist das denn?« Wie würden Sie reagieren?

Eine mögliche Reaktion wäre, dass Sie Lucindas Einfällen nachgeben und so viel Zeit in jedem Geschäft verbringen, wie sie wünscht. In diesem Fall werden Sie womöglich nie auf dem Parkplatz ankommen. Eine weitere Reaktion wäre, dass Sie Ihre Nichte fest an die Hand nehmen und sie entschlossen in Richtung Parkplatz zerren und jedes Mal, wenn das Mädchen in Richtung eines Geschäfts strebt, ruckartig an seinem Arm reißen. Eine mitfühlende Reaktion würde allerdings darin bestehen, dass Sie Lucinda Ihre Aufmerksamkeit schenken, die Dinge würdigen, die Sie ihnen zeigt und kurz auf ihre einfachen Fragen eingehen, während Sie sie gleichzeitig sanft aus jedem Geschäft herausdirigieren und in Richtung Parkplatz bugsieren.

Bei der Achtsamkeit gegenüber unseren Gedanken empfiehlt es sich, einen ähnlichen Ansatz zu wählen. Wenn Sie bemerken, dass Ihre Aufmerksamkeit in Richtung eines bestimmten Gedankens abschweift, erkennen Sie den Gedanken an (»Ja, Lucinda, ich sehe das«) und bringen Sie sich selbst dann behutsam in den gegenwärtigen Augenblick zurück.

Es ist wichtig, dass Sie auf Ihre abschweifende Aufmerksamkeit nicht strafend, sondern genauso mitfühlend reagieren, wie Sie es bei Lucinda tun würden. Dieses Mitgefühl ist Teil der Akzeptanz. Die Akzeptanz Ihrer Gedanken und Gefühle bedeutet auch, dass Sie sich selbst akzeptieren.

Achtsamkeit üben

Die bislang vorgestellten Übungen bieten einen guten Einstieg, um mehr Achtsamkeit zu gewinnen, aber man braucht Zeit und Übung, um sich stärker mit der Erfahrung des Augenblicks zu verbinden und Gedanken und Gefühle mit größerer Defusion und Akzeptanz zu erleben. Sie können alle bisher beschriebenen Übungen beliebig oft anwenden, um Ihre Achtsamkeit im Kontext spezifischer Erfahrungen wie einem heißen Bad oder beim Musikhören zu fördern. Doch die vielleicht beste Herangehensweise besteht darin, täglich feste Zeiten für das Trainieren der Achtsamkeit einzuplanen. Regelmäßige Meditation ist eine gute Möglichkeit, das zu tun. Aber Sie können Achtsamkeitsübungen auch in Grundaktivitäten des Alltags einbauen und sie zum Beispiel beim Gehen oder Essen durchführen.

Achtsames Sitzen

Die meisten spirituellen oder philosophischen Traditionen ermutigen dazu, sich Zeit für achtsame Betrachtung oder Meditation zu nehmen. Die achtsame Beobachtung des eigenen Erlebens im gegenwärtigen Augenblick wird manchmal als »Achtsamkeitsmeditation« oder »einfach dasitzen« bezeichnet. Im Gegensatz zu verbreiteten Überzeugungen geht es bei einem achtsamen Meditationsansatz nicht um Erleuchtung oder den Eintritt in einen Trance- oder veränderten Bewusstseinszustand. Das Ziel ist nicht, den Geist zu entleeren oder irgendetwas Spezifisches zu erleben. Achtsamkeitsmeditation bedeutet vielmehr, einfach still dazusitzen und das eigene Erleben im gegenwärtigen Moment zu beobachten. Es geht darum, die eigenen Gedanken und Gefühle zu betrachten, anstatt *durch* sie hindurch die Welt zu erleben. Weit davon entfernt, den Geist zu entleeren, führt die achtsame Meditation vielmehr dazu, dass man im Gegenteil ein reges geistiges Geschehen wahrnimmt. Das ist normal. Menschen denken – die ganze Zeit. Achtsamkeit verändert oder durchbricht diesen Prozess nicht, sondern bedeutet vielmehr, dass man diesen Prozess einfach auf losgelöste, akzeptierende Weise und mit Mitgefühl beobachtet. Achtsamkeit heißt, uns bewusst zu sein, dass wir selbst der Kontext sind und dass die Gedanken und Gefühle ebenso wie alles andere, was wir erleben, der Inhalt sind.

Nehmen Sie sich Zeit. Am Anfang reichen 10 Minuten am Tag. Wenn diese 10 Minuten zu einer festen Gewohnheit geworden sind, können Sie versuchen, die Zeit nach und nach auf eine halbe Stunde auszudehnen.

Suchen Sie sich einen ruhigen Ort. Obwohl es das Beste ist, an einem Ort zu üben, an dem es nicht allzu geschäftig zugeht, ist es nicht notwendig, alle Ablenkungen zu beseitigen. Beim Praktizieren der Achtsamkeit gehören gelegentliche Ablenkungen einfach zum Inhalt Ihres Erlebens, der wahrgenommen und akzeptiert wird, bevor Sie die Aufmerksamkeit wieder auf Ihre Atmung, Ihre Gedanken und die übrigen Erfahrungen des gegenwärtigen Augenblicks richten.

Sitzen Sie bequem, aber nicht *zu* bequem. Die meisten Menschen, die regelmäßig achtsame Meditation üben, empfehlen, sich dazu auf den Boden zu setzen, normalerweise mit gekreuzten Beinen. Es ist wichtig, beim Sitzen eine aufmerksame, aufrechte Haltung einzunehmen, und vielen Menschen fällt das leichter, wenn sie auf dem Boden sitzen. Wenn Ihnen das zu unbequem ist, tut es auch ein Stuhl, solange er nicht zum Hineinlümmeln einlädt. Am besten ist eine einigermaßen bequeme Haltung, die Ihnen dennoch erlaubt, aufmerksam zu bleiben. Obwohl Achtsamkeitsmeditation entspannend wirken kann, ist Entspannung nicht das Ziel der Achtsamkeit. Vor allem sollten Sie sich nicht so behaglich fühlen, dass Sie einschlafen. Legen Sie die Hände in den Schoß, so dass Ihre Arme abgestützt sind, und denken Sie daran, eine aufrechte Haltung beizubehalten.

Unterziehen Sie zunächst Ihren Körper einem genauen Check. Wenn Sie feststellen, dass Sie abgelenkt sind, weil Sie körperliche Verspannungen spüren oder weil es irgendwo juckt oder kitzelt, empfiehlt es sich, mit einem schnellen Körper-Check (Übung 7.9) zu beginnen. Konzentrieren Sie sich auf die Empfindungen Ihres Körpers, erkennen Sie dieses Erleben an, lassen Sie ihm Raum und akzeptieren Sie es, und machen Sie dann weiter. Wenn Sie etwas Übung haben, dauert das nicht länger als 60 Sekunden.

Folgen Sie Ihrem Atem. Eine gute Methode, um Ihre Aufmerksamkeit auf den gegenwärtigen Augenblick zu lenken, besteht darin, Ihre Atmung zu beobachten, wie in Übung 7.11 beschrieben. Konzentrieren Sie sich auf die Stelle, an der Sie das Kommen und Gehen Ihres Atems am deutlichsten spüren. Richten Sie Ihre Aufmerksamkeit auf diesen Punkt und verfolgen Sie, wie der Atem in Ihren Körper hinein- und wieder hinausströmt. Wenn Sie innerlich abschweifen, nehmen Sie zur Kenntnis, dass dies geschieht, und lenken Sie die Aufmerksamkeit dann behutsam zurück auf Ihre Atmung.

Lauschen Sie Ihrem Herzschlag. Wenn Sie allmählich zur Ruhe kommen, können Sie Ihre Aufmerksamkeit auf das sachte Pulsieren Ihres Herzschlags richten. Einige Leute ziehen es vor, Ihren Atem zu beobachten, während andere lieber Ihren Herzschlag verfolgen. Machen Sie sich diejenige Empfindung bewusst, auf die Sie sich leichter konzentrieren können.

Achten Sie auf Ihre Gedanken. Wenn Sie ruhig dasitzen, werden Sie auf Ihre Gedanken aufmerksam werden. Achtsamkeit bedeutet, dass Sie diese Gedanken auf losgelöste Weise betrachten (Defusion). Mit anderen Worten, Sie beobachten vom Ufer aus, wie der Strom Ihrer Gedanken vorbeifließt, anstatt in den Fluss hineinzuspringen und sich von Ihren Gedanken davontragen zu lassen. Sich weiterhin Ihres Atems oder Ihres Herzschlags bewusst zu bleiben, während Sie gleichzeitig Ihre Gedanken beobachten, hilft Ihnen, im gegenwärtigen Augenblick verankert zu bleiben, getrennt von Ihren Gedanken. Wenn Sie bemerken, dass Sie von einem Gedankenfluss davongetragen wurden, nehmen Sie es zur Kenntnis und lenken die Konzentration dann sanft zurück auf Ihren Atem oder Ihren Herzschlag, um sich wieder mit dem Erleben des gegenwärtigen Augenblicks zu verbinden.

Bemerken Sie Gedanken, die Urteile enthalten. Rechnen Sie damit, dass Gedanken auftauchen, die Ihre eigene Leistung beurteilen und kritisieren. Da es hier um Ihr persönliches Erleben geht, gibt es keine richtige oder falsche Methode, Achtsamkeit zu praktizieren. Dennoch werden Sie wahrscheinlich Gedanken bemerken wie »Mache ich das richtig?« oder »Was sollte hier eigentlich passieren?« Betrachten Sie diese Gedanken als

Gedanken, akzeptieren Sie sie als Element Ihres Erlebens und lenken Sie die Aufmerksamkeit zurück auf Ihre Atmung oder Ihren Herzschlag.

Achten Sie auf Ihre Gefühle. Schließen Sie auftauchende Gefühle in Ihre Wahrnehmung ein. Machen Sie sich bewusst, dass es möglich ist, diese Emotionen voll zu empfinden und zu erleben, wenn Sie ihnen in der achtsamen Bewusstheit begegnen, dass sie Teil Ihrer Erfahrung sind. Da die Gefühle Elemente Ihres Erlebens sind, sind Sie selbst größer als die Emotionen. Wenn Sie bemerken, dass Sie mit Ihren Gefühlen ringen oder sich in anderer Form auf der »Inhaltsebene« mit ihnen einlassen, nehmen Sie es zur Kenntnis, bevor Sie die Kontrollversuche aufgeben, die Gefühle akzeptieren und »die Hände davon lassen«. Erlauben Sie den Gefühlen, neben allen anderen Aspekten Ihrer Erfahrung zu existieren, indem Sie sich in die Emotionen hineinlehnen.

Durch diese Einübung der Achtsamkeit wird es Ihnen leichter fallen, alle bislang vorgestellten Fähigkeiten zu entwickeln, wenn Sie die KLAAR-Methode für Angst und Sorge anwenden. Als versierter Beobachter Ihres eigenen Denkprozesses werden Sie besser fähig sein, den Kennzeichnungsschritt zu vollziehen und Sorgengedanken und die damit einhergehende Angst zu erkennen. Achtsames Sitzen ist eine Seinsweise, die ohne Kontrollreaktion auskommt, und erleichtert deshalb den folgenden Schritt – das Unterlassen von Kontrollversuchen. Achtsamkeit zu üben bedeutet auch, dass Sie lernen, Ihre Gedanken und Gefühle zu akzeptieren, indem Sie sie in Defusion erleben (als getrennt von Ihrem Selbst und von den Dingen, auf die sie sich beziehen). Achtsamkeit für den gegenwärtigen Augenblick verbessert Ihre Fähigkeit, alles, was die Gegenwart zu bieten hat, zu erleben und sich selbst und anderen gegenüber weniger Wertungen vorzunehmen. Die regelmäßige Praxis des achtsamen Sitzens trägt auch dazu bei, dass Sie Ihr eigenes Erleben objektiver wahrnehmen, und verringert die Probleme, die sich ergeben können, wenn man sich von seinen Gefühlen davontragen lässt.

Achtsames Gehen

Um mehr Achtsamkeit in den Alltag zu integrieren, können Sie achtsames Gehen üben, wenn Sie einen Spaziergang machen. Es gibt viele Formen der Meditation im Gehen. Einige beginnen mit der Konzentration auf den konkreten Akt des Gehens, während andere den Fokus auf eine achtsame Betrachtung der Umwelt richten. Doch alle Formen der Meditation im Gehen umfassen die Beobachtung und Akzeptanz der Gedanken und Gefühle, die beim Gehen auftauchen.

Gehen sie langsam im Kreis. Auf diese Weise ist es weniger wahrscheinlich, dass Sie durch ein bestimmtes Ziel abgelenkt werden. Sie können das im Garten oder im Wohnzimmer tun. Machen sie einige Schritte mit geschlossenen Augen und konzentrieren Sie sich auf Ihre Fußsohlen. Beobachten Sie die Empfindungen in jedem Fuß, während er den Boden berührt. Achten Sie darauf, wie er sich wieder vom Untergrund löst. Beobachten Sie beim Voranschreiten die Bewegungen in dem Prozess, den wir als Gehen bezeichnen. Achten Sie auf weitere Empfindungen in Ihrem Körper, die beim Weitergehen auftreten. Betrachten Sie die Gedanken, die in Ihrem Bewusstseinsstrom auftauchen und vorbeifließen. Gibt es weitere Elemente Ihres Erlebens? Fällen Sie Urteile über die Übung? Bemerken Sie Gefühle?

Machen Sie einen Spaziergang in der Natur. Ein längerer Spaziergang im Freien bietet mehr Anregung und eine Fülle von Beobachtungsobjekten. Schauen Sie beim Gehen auf die Bäume, den Himmel, den Boden. Achten Sie auf Gedanken, die Ihnen in den Sinn kommen, wenn Sie all diese Elemente Ihrer Umwelt sehen. Versuchen Sie, einfach zu beobachten und wahrzunehmen, ohne zu urteilen oder zu werten. Es kann hilfreich sein, Ihre Beobachtungen zu kennzeichnen, indem Sie sich still den Namen des betrachteten Objekts sagen. Wenn Sie auf einen Baum schauen, sagen Sie »Baum«. Achten Sie darauf, dass das Objekt, nachdem das Wort verschwunden ist, in der einsetzenden Stille weiterhin bestehen bleibt. Machen Sie sich bewusst, dass das Wort einfach ein Gedanke ist, den Ihr Geist erzeugt hat, und nicht mit dem Objekt verbunden ist.

Machen Sie einen Spaziergang in der Stadt. In städtischen Umgebungen finden sich zahlreiche von Menschen gemachte Objekte, die sich für eine achtsame Beobachtung anbieten. Achten Sie in diesen Umgebungen auf Merkmale der Architektur und des Designs. Machen Sie sich die Linien und Formen bewusst, die Sie betrachten, ebenso wie die unterschiedliche Beschaffenheit der Materialien, aus denen die Objekte bestehen. Achten Sie auf Ähnlichkeiten in Linie, Form und Struktur, die sich in Gebäuden, Möbeln und Kleidung entdecken lassen. Wenn Sie bemerken, dass Ihr Kopf Kategorien wie »klassisch« oder »modern« hervorbringt oder Urteile wie »schön« oder »hässlich«, machen Sie sich bewusst, dass es einfach Bezeichnungen sind, die Ihr Geist erzeugt, lösen sie sich davon und richten Sie die Aufmerksamkeit wieder auf die Erfahrung selbst, getrennt von der Sprache, in der wir darüber reden. Werden Sie sich gewahr, dass Kategorien wie »Gebäude«, »Möbel« und »Kleidung« ebenfalls Produkte Ihres Denkens sind, und gestatten Sie sich, die Objekte an sich zu betrachten und sich auf Ihre Formen, Größen und Strukturen zu konzentrieren.

Konzentrieren Sie sich auf Farben. Richten Sie Ihre Aufmerksamkeit beim Gehen auf die Farben, die Sie sehen. Lassen Sie sich Zeit, um die vorhandenen Farben wahrzunehmen. Es kann hilfreich sein, die Farbe beim Betrachten zu kennzeichnen. Sagen Sie sich selbst »gelb«, wenn Sie die Farbe Gelb sehen. Beachten Sie, dass das Farberleben anhält, nachdem Sie das Wort gesagt haben. »Gelb« ist einfach nur ein Wort, aber die Erfahrung, die Sie als »gelb« bezeichnen, widerfährt Ihnen in diesem Augenblick. Achten Sie auf weitere Farben, die Ihnen ins Auge fallen, und erleben Sie die Farbe, ohne Ihre Aufmerksamkeit auf die beteiligten Objekte zu richten.

Zur Abwechslung können Sie eine bestimmte Farbe auswählen, bevor Sie zu Ihrem Spaziergang aufbrechen, zum Beispiel Blau. Halten Sie beim Gehen speziell nach dieser Farbe Ausschau. Wenn Sie etwas Blaues entdecken, betrachten und erleben Sie einfach die Farbe. Verweilen Sie mehrere Augenblicke bei diesem Blau, um das Farberleben in sich aufzunehmen, und halten Sie dann beim Weitergehen nach weiteren blauen Objekten Ausschau. Erlauben Sie sich, alles Blaue, was Ihre Umgebung zu bieten hat, voll zu erleben und zu genießen.

Achtsames Essen

In den Übungen 7.5 und 7.6 haben Sie bereits einige Erfahrungen mit dem achtsamen Essen gemacht. Da zum Essen alle fünf Sinne gehören, bietet es eine hervorragende Gelegenheit, täglich Achtsamkeit zu üben. Der Anblick, Duft, Geschmack, die Beschaffenheit und sogar die akustischen Eindrücke beim Essen sind allesamt Erfahrungselemente, die uns im Hier und Jetzt verankern können. Achtsames Essen fördert nicht nur Ihre Fähigkeit, sich mit dem gegenwärtigen Augenblick zu verbinden, sondern bietet den zusätzlichen Vorteil, dass es die Bewusstheit für Hunger- und Sättigungsgefühle erhöht, was der Neigung zum übermäßigem Essen entgegenwirkt. Am besten lässt sich das achtsame Essen vielleicht üben, wenn man allein isst, aber es ist auch bei gemeinsamen Mahlzeiten möglich.

Achtsamkeit vor dem Essen. Eine wirksame Aufwärmübung zum Essen in Achtsamkeit besteht darin, sich Hungergefühle vor Beginn der Mahlzeit bewusst zu machen. Achten Sie auf Ihre Gedanken ebenso wie auf körperliche Empfindungen, bevor das Essen in Sicht kommt. Wenn Sie bei der Arbeit sind, können Sie anfangen, indem Sie sich essensbezogene Gedanken und Ihren Appetit bewusst machen, bevor Sie zum Mittagessen aufbrechen. Wenn Sie Ihre Mahlzeit selbst zubereiten, können Sie die Gelegenheit nutzen, um Achtsamkeit beim Kochen zu üben, und die einzelnen Schritte sehr langsam vollziehen. Achten Sie auf Gedanken und Gefühle, die Sie in Erwartung und unmittelbar vor Beginn der Mahlzeit wahrnehmen.

Sehen Sie sich das Essen an. Professionelle ebenso wie Hobbyköche wissen: »Das Auge isst mit.« Auch wenn man keine besondere Anstrengung auf die Präsentation verwendet, fördert das Aussehen des Essens unser Erleben. Betrachten Sie die Farbe der Schale, bevor Sie in einen Apfel beißen, oder schauen Sie bei einem Kartoffelchip auf die Struktur der Oberfläche und die goldgelbe Farbe.

Schnuppern Sie. Der Duft der Speisen ist für die meisten Menschen ein Teil des Genusses beim Essen. Lassen Sie sich beim achtsamen Essen besonders viel Zeit, um das Aroma der Speisen zu genießen. Sie stellen vielleicht fest, dass Sie dies eher tun, wenn Sie etwas Warmes essen, aber auch kalte Speisen bieten eine Vielzahl von Dufterlebnissen. Schnuppern Sie an dem Obst, Brot oder den Nüssen, die Sie essen wollen. Nehmen Sie den Duft eines Getränks intensiv wahr. Achten Sie auch beim Kauen darauf, wie das Aroma des Essens Ihr Geschmackserleben beeinflusst.

Achten Sie auf die Konsistenz. Schon bevor Sie den ersten Bissen nehmen, können Sie die Konsistenz einer Speise wahrnehmen. Achten Sie zum Beispiel darauf, wie es sich anfühlt, Ihr Fleisch zu schneiden. Brechen Sie langsam ein Stückchen Brot ab und achten Sie darauf, wie es sich teilt. Wenn Sie den ersten Bissen nehmen, tun Sie es langsam und achten Sie auf den Widerstand der unterschiedlichen Strukturen. Wie unterscheidet sich das Hineinbeißen in eine Frühlingsrolle von Hineinbeißen in Kartoffelbrei? Behalten Sie jeden Bissen einen Moment im Mund, bevor Sie anfangen zu kauen. Spüren Sie die Struktur des Essens auf der Zunge. Wie fühlt sich das Essen beim Kauen an?

Lauschen Sie auf Ihr Essen. Unterschiedliche Speisen machen unterschiedliche Geräusche. Heiß servierte Gerichte zischen häufig verlockend. Wenn sie in einen Cracker oder Apfel, in Gebäck, Brot, Nüsse, Zerealien, Chips oder Popcorn beißen, nehmen Sie spezielle Töne wahr. Dieses akustische Erleben setzt sich fort, wenn Sie kauen. Schließen Sie die Augen und hören Sie auf die Geräusche, die Ihr Essen macht.

Schmecken Sie. Viele Menschen, die unterwegs eilig eine Kleinigkeit essen, stellen fest, dass sie den Geschmack kaum wahrnehmen. Achtsames Essen bedeutet, dass man jedem Happen erneute Aufmerksamkeit schenkt, sich immer wieder auf *diesen* Bissen, auf *diesen* Moment konzentriert. Wenn man das erste Mal probiert, nimmt man zunächst die Konsistenz und Temperatur wahr. Lassen Sie sich einen Moment lang Zeit, bevor Sie mit dem Kauen beginnen, und achten Sie darauf, wie der Geschmack sich verändert. Schmecken Sie das Essen stärker auf der Zungenspitze oder im hinteren Bereich? Achten Sie auf die Speichelproduktion in Reaktion auf das Essen. Achten Sie auch auf die Urteile, die unweigerlich über den Geschmack auftauchen. Lassen Sie die Urteile einfach vorüberziehen, ohne sich darin zu verfangen. Sie sind kein Restaurantkritiker, der Sterne für das Essen verteilt, sondern sollen einfach nur den Geschmack wahrnehmen. Warten Sie einen Moment. Achten Sie auf den Nachgeschmack des Essens. Wie lange dauert es, bis der Geschmack zu schwinden beginnt, nachdem das Essen Ihren Mund verlassen hat?

Beobachten Sie Ihre Gedanken. Achten Sie wie bei den anderen Achtsamkeitsübungen auf die Gedanken, die Ihnen beim Essen in den Sinn kommen. Betrachten Sie Ihre Gedanken, ohne sich von ihnen davontragen zu lassen. Nutzen Sie Ihre Achtsamkeit für die Speisen und für den Prozess des Essens, um im gegenwärtigen Augenblick verankert zu bleiben, und betrachten Sie Ihre Gedanken als einen von vielen Aspekten des gegenwärtigen Augenblicks zusammen mit dem Happen, den Sie gerade essen.

Fühlen Sie Ihre Gefühle. Achten Sie auf die Emotionen, die Sie erleben, während Sie achtsam essen. Auch wenn Sie einen anstrengenden Tag haben und Angst oder Traurigkeit empfinden, können Sie Achtsamkeit beim Essen üben. Anstatt das Essen zu benutzen, um sich selbst von Ihren Gefühlen abzulenken, bedeutet achtsames Essen einfach volle Präsenz gegenüber dem Essen *und* Ihren Gefühlen. Kommen Sie zur Ruhe und erleben Sie die Aromen, die Konsistenz und den Geschmack ebenso wie die Gefühle, die im gegenwärtigen Augenblick auf Sie warten. Machen Sie sich bewusst, dass für all dieses Erleben genügend Raum vorhanden ist. Ihr Erleben des Essens, Ihre Gedanken und Ihre Gefühle sind allesamt Inhalte. Sie selbst sind der Kontext.

Achtsamkeit und der KLAAR-Ansatz

Jetzt ist ein guter Zeitpunkt, um die vier ersten Schritte alle gemeinsam anzuwenden, sobald Ihnen bewusst wird, dass Sie unter Angst und Sorge leiden. Im Folgenden wird beschrieben, wie die Schritte des Kennzeichnens, des Unterlassens von Kontrollversuchen, der Akzeptanz und der Achtsamkeit zusammenwirken und sich als einheitliche Methode im Umgang mit auftauchenden Sorgen nutzen lassen.

1. *Kennzeichnen*: Indem Sie bestimmte Denkinhalte als »Sorge« oder »Grübeln« kennzeichnen oder sie mit anderen Etiketten versehen, die Ihnen helfen, diese Gedanken als unproduktiv und wenig hilfreich zu identifizieren, erkennen Sie, wann es an der Zeit ist, den KLAAR-Ansatz anzuwenden. Die Kennzeichnung von unproduktiven Gedanken hilft Ihnen außerdem, Abstand davon zu gewinnen, weil Sie durch diesen Prozess Ihre Gedanken ansehen, anstatt durch sie hindurch die Welt zu sehen.

2. *Kontrollversuche unterlassen.* Sobald Sie die sorgenbezogenen Gedanken ermittelt und gekennzeichnet haben, rufen Sie sich ins Gedächtnis, dass Sie von dem Bedürfnis, diese Gedanken unter Kontrolle zu bringen oder sich davon zu befreien, Abstand nehmen wollen. Dieser zweite Schritt geht Ihnen möglicherweise gegen den Strich und Sie denken vielleicht etwas wie: »Wenn die Gedanken unproduktiv sind, sollte ich sie dann nicht besser loswerden?« Machen Sie sich bewusst, dass der Versuch, innere Erfahrungen wie Gedanken und Gefühle loszuwerden, ein Teil des Problems ist. Sie können einen Gedanken als unproduktiv kennzeichnen und dennoch bereit sein, ihn bestehen zu lassen, was genau genommen der Sinn dieses Ansatzes ist. Tief durchzuatmen und die Muskeln zu entspannen hilft Ihnen, »das Seil loszulassen«, das Ihren Kampf um die Kontrolle über Ihre Gedanken und Gefühle symbolisiert. Machen Sie sich keine Gedanken darüber, ob Sie bei diesem Schritt 100-prozentig erfolgreich sind. Sein Ziel ist es, die automatische Kontrollreaktion

vorübergehend zu unterbrechen und Raum für den nächsten Schritt zu schaffen.

3. *Akzeptanz:* Beim KLAAR-Ansatz bedeutet Akzeptanz, dass Sie Ihre Gedanken und Gefühle auf losgelöste Weise erleben (in Defusion). Die Anwendung dieses Schritts ist das Umschwenken der Kamera auf einen Panoramablick. Sie erinnern sich selbst daran, dass diese Gedanken und Gefühle der Inhalt und Sie selbst der Kontext sind. Wenn Sie sich selbst etwas sagen wie: »Ich habe den Gedanken, dass …«, fällt es Ihnen leichter, diese Distanz zu schaffen und Ihre Gedanken und Gefühle als getrennt von sich selbst zu erleben. Wenn Sie merken, dass Sie auf die Inhaltsebene zurückgezogen werden und sich in einen Kampf mit Ihren Gedanken und Gefühlen verstricken, kehren Sie noch einmal einen Moment zum zweiten KLAAR-Schritt zurück und erinnern Sie sich daran, die Kontrollversuche zu unterlassen, bevor Sie wieder umschwenken und sich selbst als Kontext und Ihre Gedanken als Inhalt erleben. Beobachten Sie Ihre Gedanken in Defusion, als losgelöst von den Dingen, auf die sie sich beziehen.

4. *Achtsamkeit.* Nachdem Sie die Perspektive des Beobachters eingenommen haben, können sie anfangen, sich weiteren Aspekten Ihrer Erfahrung des gegenwärtigen Augenblicks zuzuwenden. Die Anwendung der Achtsamkeit ist kein Mittel, um sich abzulenken, sondern vielmehr eine Methode, um die Akzeptanz zu fördern und die Kontext/Beobachter-Perspektive beizubehalten. Beobachten Sie weiter Ihre Gedanken und Gefühle, aber lassen Sie sich selbst auch gewahr werden, wo Sie im gegenwärtigen Augenblick sind und was Sie gerade tun. Machen Sie sich bewusst, was Sie hören, sehen, riechen und an weiteren Sinneseindrücken wahrnehmen. Wenn Sie mögen, machen Sie einen kurzen Körper-Check oder verbringen Sie einen Moment damit, Ihre Atmung zu beobachten. Schaffen Sie Raum für all Ihre Erfahrungen, einschließlich Ihrer Gedanken und Gefühle.

Die Anwendung dieser vier Schritte ist ein fließender Prozess. Sie werden vielleicht feststellen, dass Sie zwischen diesen vier

Strategien hin- und herwechseln oder zwei davon gleichzeitig anwenden. Das ist in Ordnung – die hier vorgestellte Reihenfolge soll Ihnen ein Gerüst für die Anwendung dieser Prinzipien geben. Sie finden es vielleicht notwendig, mehr Zeit bei einem Schritt zu verbringen als bei einem anderen oder einen bestimmten Schritt mehrmals zu wiederholen. Das ist etwas, wofür Sie ein Gespür bekommen müssen, wenn Sie Ihren individuellen Stil entwickeln.

In Kapitel 9 werden Sie Gelegenheit erhalten, die gleichzeitige Anwendung aller vier Schritte zu üben, wenn Sie Ihr persönliches Konfrontationsprogramm zusammenstellen. Um festzustellen, welche spezielle Art von Konfrontation für Sie persönlich besonders hilfreich ist und warum, wollen wir uns jedoch zunächst dem letzten Schritt im KLAAR-Ansatz zuwenden und uns damit befassen, wie Sie die richtige Richtung einschlagen und voranschreiten können.

Kapitel 8

Die richtige Richtung einschlagen und voranschreiten

Ziel des KLAAR-Ansatzes im Umgang mit Angst und Sorge ist die Entwicklung von Bereitwilligkeit. Wie an früherer Stelle ausgeführt, bedeutet Bereitwilligkeit nach innen, dass man bereit ist, alle auftauchenden Gedanken, Gefühle und Empfindungen zu denken, zu fühlen und zu empfinden. Das ist der Akzeptanz-Teil der Akzeptanz- und Commitment-Therapie, verkörpert in den ersten vier Schritten: Kennzeichnen, Kontrollversuche unterlassen, Akzeptanz und Achtsamkeit. Bereitwilligkeit *nach außen* bedeutet die Bereitschaft zu handeln. Dieses engagierte Handeln ist der Commitment-Teil von ACT und der letzte Schritt des KLAAR-Ansatzes – die »richtige Richtung einschlagen und voranschreiten«.

Dazu gehört, dass wir uns für eine bestimmte Richtung entscheiden, uns auf konkrete Handlungen festlegen und diese Handlungen trotz aller damit einhergehenden Gedanken, Gefühle und Empfindungen konsequent durchführen. Da die Richtung, die wir wählen, von unseren Werten bestimmt wird, geht es in diesem Kapitel darum, Ihre wichtigsten Wertvorstellungen zu klären und ehrlich einzuschätzen, ob Ihr Handeln mit diesen

Werten übereinstimmt. Menschen, die sich häufig Sorgen machen, reagieren auf Angst mit Vermeidung und Zögern. Sie sind unter Umständen überzeugt, dass es unmöglich sei, zu handeln, bevor sie nicht all ihre Vorbehalte und Zweifel ausgeräumt haben. Beim Voranschreiten in der gewählten Richtung geht es darum, dass wir unseren Handlungsentschluss in die Tat umsetzen, auch wenn wir Vorbehalte und Zweifel erleben.

Wenn unser Handeln von dem Bedürfnis geleitet wird, Gefühle wie Angst zu kontrollieren oder zu vermeiden, neigen wir zu einem eher automatischen als selbstbestimmten Handeln. Wir agieren nicht, sondern reagieren. Diese automatischen Handlungen stimmen häufig nicht damit überein, was wir wirklich wertschätzen. Der übergewichtige Mann beispielsweise, der Wert auf Gesundheit und Fitness legt, macht sich Sorgen, weil er keine Zeit zum Sport findet, und greift nach einem weiteren Stück Pizza. Wenn wir die richtige Richtung einschlagen und voranschreiten, dann ersetzen wir diese automatischen Reaktionen durch bewusste, gezielte Handlungen, die von unseren Wertvorstellungen und nicht von unseren Vermeidungstendenzen geleitet werden.

Sich-Kümmern versus Sorgenmachen

Wie in Kapitel 1 ausgeführt, sind Menschen, die zu übermäßiger Sorge neigen, häufig überzeugt, dass das Sich-Sorgen die Wahrscheinlichkeit eines positiven Ergebnisses erhöht. So dient die Sorge als Ersatz fürs Handeln. Wenn wir uns Sorgen machen, halten wir das oft für einen Beweis unseres Interesses und unserer Fürsorge. Eine Mutter, die sich Sorgen um ihren erwachsenen Sohn macht und dies zum Ausdruck bringt, indem sie ihn mehrmals am Tag anruft, sagt vielleicht zu ihm: »Ich rufe doch nur an, weil mir dein Wohl am Herzen liegt.« Zeigen die Anrufe an, dass sie sich um das Wohlergehen ihres Sohnes kümmert, oder sind sie ein Ausdruck der Besorgnis? Oder ist das dasselbe?

Ist Sorgenmachen dasselbe wie Sich-Kümmern?

Sich Sorgen zu machen ist der Versuch, Kontrolle über die Zukunft zu erlangen, indem man über sie nachdenkt. Der Sorgenprozess tritt also im Innern auf, und seine Auswirkungen auf die Außenwelt sind eine reine Illusion. Ein besorgtes Verhalten (wie das der Mutter, die ihren Sohn anruft) tritt im Außen auf, zielt aber darauf, die Angst und das Unbehagen im Innern der besorgten Person zu verringern. Das ist etwas völlig anderes als ein fürsorgliches Verhalten: Wenn wir uns um Menschen oder Dinge kümmern, deren Wohl uns am Herzen liegt, handeln wir auf eine Weise, die im Interesse der Person oder der Sache liegt, die uns wichtig sind. Wenn wir uns um etwas kümmern, so hat das eine Wirkung im Außen. Die Verringerung der eigenen Angst ist ein möglicher, aber kein notwendiger Nebeneffekt. Es ist zum Beispiel ein Unterschied, ob Sie sich um Ihre Zimmerpflanzen kümmern oder ob Sie sich Sorgen um sie machen. Wenn Sie eine Woche lang verreist sind, können Sie sich jeden einzelnen Tag von morgens bis abends Sorgen um Ihre Pflanzen machen und werden bei Ihrer Rückkehr trotzdem feststellen, dass sie alle braun und vertrocknet sind.

Wenn Sie diese Unterscheidung auf sich selbst und die Bereiche Ihres eigenen Lebens übertragen, in denen Sie sich Sorgen machen, lautet die Frage: »Will ich mich aktiv um mein Leben kümmern oder mir Sorgen darüber machen?« Verwechseln Sie je Besorgnis über einen Bereich Ihres Lebens mit dem tätigen Interesse des Sich-Kümmerns? Diese Frage lässt sich leichter beantworten, wenn man sich klar macht, woran man den Unterschied erkennt. Nehmen wir das Beispiel Umweltschutz. Die folgende Tabelle zeigt, dass es etwas anderes ist, ob man sich Sorgen um die Umwelt macht oder sich darum kümmert. Welche aufgelisteten Reaktionen haben wahrscheinlich eine größere Wirkung auf die Umwelt?

Tabelle 8.1	
Wer sich Sorgen um die *Umwelt* macht …	Wer sich um die *Umwelt* kümmert …
• lässt die Qualität des eigenen Trinkwassers testen • liest Daten über Luft- und Wasserqualität • denkt über die Belastung für nachfolgende Generationen nach	• fährt ein schadstoffarmes Auto • recycelt Flaschen und Dosen • nutzt öffentliche Verkehrsmittel • nimmt als freiwilliger Helfer an Müllsammel-Aktionen teil

Übung 8.1: Sich um sein Leben kümmern versus sich Sorgen machen

Tragen Sie in die nachfolgenden Felder ein, welche Reaktionen zum Ausdruck bringen, dass Sie sich um den entsprechenden Lebensbereich sorgen, und welche anzeigen, dass Sie sich darum kümmern:

Wer sich Sorgen um seine *Gesundheit* macht …	Wer sich um seine *Gesundheit* kümmert …

Wer sich Sorgen um seine *Finanzen* macht …	Wer sich um seine *Finanzen* kümmert …

Wer sich Sorgen um seine *Beziehungen* macht …	Wer sich um seine *Beziehungen* kümmert …

Wenn Sie die Liste der Reaktionen durchgehen, die anzeigen, dass man sich kümmert, werden Sie feststellen, dass es meistens konkrete Handlungen sind. Beim Sich-Kümmern geht es im Gegensatz zum Sorgenmachen darum, dass man aktiv wird. Der erste Schritt zum tätigen Interesse des Sich-Kümmerns besteht darin, dass Sie klären, welche Lebensbereiche Ihnen besonders wichtig und wertvoll sind.

Werte: Was ist Ihnen wichtig?

Obwohl es Ihnen vielleicht nicht schwerfällt, die allgemeinen Lebensbereiche aufzuzählen, die Sie wertschätzen (Gesundheit, Beziehungen, Finanzen oder Beruf), müssen Sie vielleicht etwas länger darüber nachdenken, was Ihnen innerhalb dieser Bereiche besonders wichtig ist. Zum Beispiel: Gibt es im Bereich Beziehungen Menschen, auf deren Freundschaft Sie besonders großen Wert legen und die Ihnen wichtiger sind als andere? Was ist Ihnen in Bezug auf Ihren Beruf wichtiger: die Höhe Ihres Gehalts oder die Freude an der Arbeit? Zählt für Sie vor allem Eigenständigkeit? Kreativität? Ein Ziel dieses Kapitels ist es, Ihnen bei der Klärung solcher Fragen zu helfen.

Was sind Werte?

Wenn wir das Wort »Werte« benutzen, beziehen wir uns auf jene Eigenschaften und Erfahrungen, die unser Leben lebenswerter machen. Die eigenen Werte zu klären bedeutet daher, zu entscheiden, worauf Sie besonders viel Wert legen und welcher Bereich die größte Investition Ihrer begrenzten Zeit, Kraft und Ressourcen rechtfertigt. Klarheit über die eigenen Werte ist besonders wichtig, wenn zwei wertgeschätzte Lebensbereiche in Konflikt geraten. Wenn Sie zum Beispiel vor der Frage stehen, ob Sie sich für eine längere Arbeitszeit mit höherer Bezahlung oder für mehr Freizeit und weniger Geld entscheiden sollen, kann Klarheit über die eigenen Werte eine wichtige Orientierungshilfe sein. Das Wissen um die eigenen Werte ist nicht nur richtungsweisend für unsere Entscheidungen und Handlungen, sondern kann auch dazu beitragen, die Sinnfrage im Leben zu klären.

Werte sind keine moralischen Gesetze. Viele Menschen assoziieren »Werte« mit Moral und den ethischen Grundsätzen einer guten Lebensführung. Im Rahmen der Akzeptanz- und Commitment-Therapie bezieht sich der Begriff »Werte« nicht auf irgendein von außen aufgezwungenes Regelwerk oder einen Verhaltenskodex. Werte sind im Gegenteil etwas ganz Eigenes und zutiefst Persönliches. Sie sind etwas Innerliches und nicht von außen auferlegt. Anstatt unsere Handlungen zu leiten wie ein externer Regelkatalog, bestimmen Werte unsere Entscheidungen von Innen wie ein innerer Kompass.

Werte lassen sich nicht bewerten. Ihre Werte sind Ihre Werte – sie sind weder gut noch schlecht. Sie können Ihre Werte mit denen einer anderen Person vergleichen und feststellen, dass sie sich unterscheiden. Aber wenn Sie versuchen, Werte zu bewerten und zu entscheiden, welche besser sind, stoßen Sie auf ein Problem. Worauf stützen Sie Ihr Urteil? Sie beurteilen den Wert von etwas, indem Sie Ihre persönlichen Werte heranziehen. An wessen Werten orientieren Sie sich, wenn Sie Ihre eigenen Werte beurteilen wollen? Sie haben keine andere Wahl, als Ihre persönlichen Werte anzuwenden. Wenn jemand Sie fragen würde: »Warum ist das ein Wert für dich?«, könnten Sie die Frage nur beantworten, indem Sie sich auf einen weiteren persönlichen Wert beziehen. Die nächste Frage würde dann wahrscheinlich lauten: »Und warum ist *das* ein Wert für dich?« Wir schätzen etwas als Wert ein, weil wir es wertschätzen. Punkt. Werte sind ein Element der Persönlichkeit, das man nicht als unangemessen oder unzureichend beurteilen kann. Der Grund ist folgender: Angenommen, Sie schauen sich eine Liste Ihrer Werte an und bemerken, das etwas Wichtiges darauf fehlt, was die Liste Ihrer Ansicht nach unvollständig macht. Warum macht dieses fehlende Element Ihre Werte unvollständig? Nun, weil dieses Element einen Wert für Sie hat. Aber woher wissen Sie das? Wenn Sie sich bewusst sind, dass Ihre Werte etwas Wertvolles vermissen lassen, so bedeutet das, dass Sie sich des Wertes dieses Elements bewusst sind, was bedeutet, das es sehr wohl in Ihrem Wertesystem vorhanden ist und somit gar nicht fehlt! Auf diese Weise sind Ihre Werte per definitionem jenseits von Wertungen. Sie sind perfekt. Die einzige Frage ist, ob Sie bereit sind, sich von Ihren Werten leiten lassen.

Werte sind keine Gefühle. Viele Menschen verwechseln die

Frage, was sie wertschätzen, mit der Frage, welche Gefühle sie einer Person oder Sache entgegenbringen. Das Problem dabei ist, dass Gefühle, da sie zu unseren inneren Erfahrungen gehören, außerhalb unserer Kontrolle liegen und zur Unbeständigkeit neigen. Denken Sie zum Beispiel an die Gefühle, die Sie Ihrer Arbeit entgegenbringen. Empfinden Sie immer dasselbe, wenn Sie an Ihre Arbeit denken? Wenn Sie nur an jenen Tagen, an denen Ihr Job Ihnen Spaß macht, diszipliniert arbeiten, und blaumachen, wenn er Ihnen zum Hals heraushängt, so wird das Ihrer Karriere vermutlich nicht besonders förderlich sein. Hier setzt das engagierte Handeln ein. Wenn Ihre Reaktion auf schwierige Emotionen darin besteht, sich nicht weiter in die wertorientierte Richtung zu bewegen, werden Sie keine nennenswerten Fortschritte machen. Engagiertes Handeln oder das Voranschreiten in der richtigen Richtung ist die Umsetzung von Werten in äußere Aktivität, unabhängig davon, was Sie innerlich fühlen. Auf diese Weise ermöglichen unsere Werte uns, unser Handeln zu koordinieren und langfristig auszurichten.

Werte sind keine Ziele. Obwohl eine Wertvorstellung Sie in eine bestimmte Richtung führen kann und Werte häufig spezifische Ziele nahelegen, sind Werte und Ziele nicht dasselbe. Die Unterscheidung ist wichtig, weil wir manchmal etwas im Dienst eines Zieles tun, das uns im Grunde von der wertorientierten Richtung abbringt. Stellen Sie sich beispielsweise einen Manager vor, der es als Wert erachtet, sich gut um seine Familie zu kümmern. Im Dienst dieses Wertes hat er das Ziel, möglichst viel Geld zu verdienen. Wenn seine Konzentration auf das Ziel eines hohen Einkommens dazu führt, dass er 60 Stunden oder mehr pro Woche arbeitet und erschöpft nach Hause kommt, wenn die Kinder bereits schlafen, verliert er möglicherweise den Wert aus den Augen, der ihn ursprünglich zu seinem Ziel inspirierte. Menschen, die dasselbe Ziel verfolgen, können dies durchaus aufgrund unterschiedlicher Werte tun. Denken Sie an mehrere Politiker, die sich um dasselbe Amt bewerben. Sie alle teilen das gemeinsame Ziel, dass sie gewählt werden wollen, aber teilen sie deshalb auch zwangsläufig dieselben Werte?

Wenn wir Ziele mit Werten verwechseln, riskieren wir, dass wir unsere Werte und die Richtung, die sich aus ihnen ergibt, aus den Augen verlieren. Zum Beispiel sagt eine alleinstehende Person vielleicht, für sie sei es ein Wert, verheiratet zu sein, doch das ist ein Ziel, kein Wert. Ein Ziel (wie »verheiratet sein«) ist etwas, das man erreichen oder nicht erreichen kann. Ein Wert ist etwas, das man bereits hat und für dessen Befolgung oder Nichtbefolgung man sich aus freien Stücken entscheidet. Um die Verwirrung zwischen Werten und Zielen zu klären, ist es hilfreich, sich zu fragen: »Was wären die Vorteile, wenn ich dieses Ziel erreiche?« Häufig offenbart die Antwort den Wert, der dem Ziel zugrunde liegt. Bei dem Ziel »verheiratet sein« könnten zu diesen Vorteilen zum Beispiel gemeinsame Erfahrungen, Intimität und Liebe gehören. Das sind Werte. Zu heiraten ist ein Ziel im Dienst dieser Werte. Selbst wenn dieses Ziel nicht erreicht wird, bleiben die Werte, die in diese Richtung deuten, bestehen und können auf andere Ziele, die in derselben Richtung liegen, verweisen. Noch wichtiger – wenn die Richtung vom Ziel (»verheiratet sein«) und nicht von den grundlegenden Werten bestimmt wird, ist man am Ende vielleicht verheiratet, teilt mit seinem Partner aber weder gemeinsame Erfahrungen noch Intimität und Liebe.

Es ergibt sich noch ein weiteres Problem, wenn wir uns zu sehr auf die Ziele konzentrieren und die grundlegenden Werte aus den Augen verlieren. Wenn wir uns bei der Richtung, die wir unserem Leben geben, an einem Ziel anstatt an einem Wert orientieren, was geschieht dann, wenn wir dieses Ziel erreicht haben? Wenn das Ziel das Einzige ist, was uns vorantreibt, bedeutet die Verwirklichung des Ziels, dass wir unsere Triebfeder verlieren. Viele Menschen machen die Erfahrung, dass sie nach dem Erreichen eines wichtigen Ziels die Richtung im Leben verlieren, sich niedergeschlagen und desorientiert fühlen. Achtsamkeit gegenüber den Werten, die uns veranlasst haben, ein bestimmtes Ziel anzustreben, gibt uns das Gefühl kontinuierlichen Fortschritts und schafft Klarheit über die nächsten Schritte. Anders als Ziele geben Werte Richtungen, keine Endpunkte vor.

Die eigenen Werte klären

Um herauszufinden, was Ihr Leben lebenswerter macht, können Sie zum Beispiel die verschiedenen Erfahrungen betrachten, die Sie in Ihrem Leben gemacht haben oder gern machen würden.

Übung 8.2: Wertvolle Erfahrungen

Für diese Übung brauchen Sie einen Stift und 15 kleine Karteikarten etwa in der Größe einer halben Postkarte.

1. Beschreiben Sie auf jeder Karte mit einigen Worten eine Erfahrung, die Ihnen wichtig und wertvoll erscheint. Das können Erfahrungen sein, die Sie häufig machen, die Sie nur ein einziges Mal gemacht haben oder die Sie gern in Zukunft machen möchten. Dazu kann gehören, dass Sie eine lohnende Aufgabe meistern, Zeit mit einem Menschen verbringen, der Ihnen sehr wichtig ist, oder Zeit für sich allein haben. Die Beschreibungen auf den Karten sollten etwa folgendem Muster entsprechen:

   »Im Pyjama im Bett liegen, alte Filme gucken und dabei Eis essen.«
   »Einmal eine Reise nach Paris machen.«
   »Regelmäßig Sport treiben und fit sein.«

2. Breiten Sie die Karten mit der Schrift nach oben aus, so dass Sie sehen können, was Sie notiert haben. Überlegen Sie, wie ein Leben, das mit diesen ganzen Erfahrungen angefüllt wäre, aussehen würde.
3. Stellen Sie sich vor, Sie wären gezwungen, eine dieser Erfahrungen aufzugeben, ob durch Krankheit, finanzielle Einbußen oder einfach durch eine Reihe von Umständen, auf die Sie keinen Einfluss haben. Betrachten Sie Ihre Karten und wählen Sie diejenige Erfahrung aus, auf die Sie am ehesten verzichten würden. Legen Sie diese Karte zur Seite.

4. Wiederholen Sie diesen Schritt und wählen Sie die nächste Erfahrung aus, die Sie aus Ihrem Leben streichen würden. Legen Sie die Karte auf die erste, die Sie beiseitegelegt haben. Wiederholen Sie den Vorgang, bis Sie nur noch fünf Karten übrig haben. Jedes Mal, wenn Sie eine Karte entfernen, betrachten Sie die verbliebenen Karten und versuchen Sie, sich ein Leben vorzustellen, das auf diese Erfahrungen begrenzt wäre.
5. Wenn Sie fünf Karten übrig haben, schauen Sie sich diese fünf wertvollen Erfahrungen an. Was haben Sie gemeinsam? Sind andere Menschen daran beteiligt? Wer? Erleben Sie die meisten allein? Wo befinden Sie sich bei der Mehrzahl dieser Erfahrungen? Welcher Art von Aktivität gehen Sie dabei nach? Kostet es viel Geld, diese Dinge zu tun?
6. Was sagen Ihnen diese Erfahrungen darüber, was Ihre wichtigsten Werte im Leben sind? Stellen Sie eine Liste der Werte auf, die sich in diesen Erfahrungen widerspiegeln. Das wird die Arbeitsliste für Ihre Kernwerte. Beschreiben Sie jeden Wert mit einem kurzen Satz, der einfängt, was für Sie das Wertvolle an dieser Erfahrung ist. Bewahren Sie diese Liste auf. Sie werden Sie in den folgenden Übungen erneut verwenden und erweitern.

Um über Ihre persönlichen Werte nachzudenken, können Sie auch überlegen, was Ihnen in verschiedenen unterschiedlichen Bereichen Ihres Lebens am wichtigsten ist. In der folgenden Übung werden Sie aufgefordert, mehrere Lebensbereiche wie Familie, Beruf und Spiritualität zu betrachten und zu überlegen, welche Erfahrungen oder Eigenschaften Sie innerhalb jedes einzelnen Bereichs besonders wertschätzen.

Übung 8.3: Ein Einkaufsbummel in der Werte-Passage

Bei dieser Übung machen Sie eine Shopping-Tour im Werte-Einkaufszentrum. Alle Erfahrungen oder Eigenschaften, die Sie kaufen, werden ein Teil Ihres Lebens sein. Jene, die Sie nicht einkaufen, wird es in Ihrem Leben nicht geben. Es gibt mehrere Läden in dieser Einkaufspassage. In jedem Geschäft können Sie beliebig viel oder auch gar nichts einkaufen. Ihr Budget beläuft sich allerdings auf genau 100 Euro. Notieren Sie auf einem separaten Blatt Papier alle Werte, die Sie in Ihrem Leben haben wollen, und den jeweiligen Preis der Werte. Rechnen Sie kontinuierlich aus, wie viel Sie bereits ausgegeben haben, und denken Sie daran, dass Sie das Limit von 100 Euro nicht überschreiten dürfen. Da der Preis für das Voranschreiten in eine wertorientierte Richtung je nach den persönlichen Umständen variiert, sind alle Preise in der Werte-Einkaufspassage willkürlich festgesetzt. Viel Spaß beim Einkaufen!

Willkommen in der Werte-Einkaufspassage!

Freizeit und Lerngasse

Reisen	*€ 6*
Etwas Neues lernen	*€ 8*
Entspannung und Meditation	*€ 7*
Freude an einem Hobby oder Sport	*€ 5*
Freude an Musik, Malerei oder Literatur	*€ 6*

Der Familie- und Freunde-Laden

Nahestehende Menschen unterstützen, wenn sie Hilfe brauchen	*€ 9*
Zeit mit nahestehenden Menschen verbringen und zusammen lachen	*€ 8*
Emotionale Nähe und Erfahrungsaustausch	*€ 6*
Neue Leute kennenlernen	*€ 7*
Zugehörigkeit zu einem Verein oder einer Gruppe	*€ 5*

Die Liebesboutique

Dauerhafte Beziehung und Treue	*€ 8*
Partnerschaft und gemeinsame Interessen	*€ 5*
Körperliche Intimität und Sex	*€ 7*
Romantik und Aufregung	*€ 8*
Emotionale Verbundenheit mit Partner	*€ 9*

Karriere-Markt

Einen Haufen Geld verdienen	*€ 8*
Einen Beruf ausüben, der Herausforderungen stellt oder kreativ ist	*€ 7*
Anderen helfen	*€ 8*
Flexibilität und Eigenständigkeit	*€ 5*
Etwas Einfaches und Stressfreies tun	*€ 9*

Der Spiritualitäts-Shop

Gebet und Meditation	*€ 7*
Wissen/Erkenntnis durch spirituelle Schriften	*€ 7*
Gläubig sein und eine bestimmte Religion ausüben	*€ 9*
Zu einer geistigen Gemeinschaft gehören	*€ 5*
Sich einer höheren Macht verbunden fühlen	*€ 6*

Gemeinschafts-Ecke

Politisches Bewusstsein und Engagement	*€ 8*
Ehrenamtliche Tätigkeit	*€ 6*
Umweltschutz	*€ 6*
Patriotismus	*€ 8*
Ethisch handeln und gerecht sein	*€ 7*

Die Geist-Körper-Verbindung

Gesunde Ernährung	*€ 7*
Regelmäßige Bewegung	*€ 9*
Innere Bewusstheit/psychische Gesundheit	*€ 6*
Gutes Stress-Management	*€ 7*
Ein möglichst langes Leben	*€ 6*

Danke für Ihren Einkauf im Werte-Zentrum! Sind Ihnen die Entscheidungen leichtgefallen oder standen Sie häufiger vor einer schwierigen Wahl? In welchen Geschäften haben Sie besonders viel eingekauft und in welchen besonders wenig? Schauen Sie sich die Posten an, die Sie ausgewählt haben, und die Läden oder Kategorien, in denen Sie die meisten Einkäufe getätigt haben. Ergänzen Sie die Liste der Werte, die Sie in Übung 8.2 erstellt haben, um die Werte, die sich in Ihren Kauf-Entscheidungen widerspiegeln.

Gehen Sie noch einmal sorgfältig die Liste Ihrer Kernwerte durch, bevor wir uns dem nächsten Abschnitt zuwenden. Gibt es weitere Erfahrungen oder Eigenschaften, die zu Ihrer Lebensqualität beitragen? Wenn Ihnen weitere Werte einfallen, die Ihnen genauso wichtig erscheinen wie die bereits notierten, fügen Sie sie der Liste hinzu. Versuchen Sie, sich auf zehn oder weniger Statements zu beschränken. Möglicherweise stellen Sie fest, dass mehrere Ihrer Wert-Aussagen sich überschneiden und sich in einer allgemeineren Aussage zusammenfassen lassen. Schauen Sie sich jeden Punkt an und achten Sie darauf, dass Sie keine Handlungen oder Ziele beschreiben. Wenn Sie zum Beispiel »Skifahren mit Freunden« notiert haben, so ist das eine Handlung oder ein Ziel, kein Wert. Um den Wert zu ermitteln, der dieser Aktivität oder einem Ziel zugrunde liegt, fragen Sie sich: »Welche Vorteile hätte es, diese Handlung auszuführen oder dieses Ziel zu erreichen?« Ein gegebenes Ziel kann alle möglichen unterschiedlichen Werte offenbaren. Der Wert hinter einem Ziel wie »Skifahren mit Freunden« könnte zum Beispiel sein: »Zeit mit nahestehenden Menschen verbringen«, »regelmäßige Bewegung und körperliche Fitness« oder »etwas Neues lernen«.

Werte, Handlungsfähigkeit und Verantwortung: Wer kümmert sich um das, was wichtig ist?

Denken Sie daran: Wer sich um etwas kümmert, wird aktiv – wie in Übung 8.1 aufgezeigt. Wenn Sie den Schritt vom Sorgenmachen zum tätigen Interesse vollziehen, erkennen Sie an, dass Sie für die aktive Umsetzung Ihrer Werte verantwortlich sind. Steven Hayes (1999) weist darauf hin, dass das englische Wort *responsible* (verantwortlich) ursprünglich aus zwei Wörtern, nämlich *response* (Antwort, Reaktion) und *able* (fähig), bestand. Wenn wir also unsere Verantwortlichkeit für unsere Werte anerkennen, erkennen wir an, dass wir tatsächlich zu *Antworten oder Reaktionen fähig sind,* die unsere Werte in die Tat umsetzen. Das ist für viele Menschen eine beängstigende Vorstellung, aber sie hat auch etwas Befreiendes. Wenn man seiner Verantwortung ausweicht, sagt man im Grunde, dass man nicht fähig ist, zu antworten oder zu reagieren, und keine andere Wahl hat. Doch die Übernahme von Verantwortung bedeutet, dass wir die Fähigkeit und die Wahl haben, einen anderen Weg einzuschlagen und durch unser Handeln etwas zu verändern.

Betrachten wir einmal, was mit einem Kernwert wie dem Interesse am Umweltschutz geschieht, wenn Sie anfangen, aktiv Verantwortung dafür zu übernehmen. Wenn wir an Dinge denken, die wir wertschätzen, sagen wir häufig etwas wie: »Das ist wichtig.« Wenn man also über den Schutz der Umwelt redet, erklärt man vielleicht: »Die Luftqualität ist wichtig.« Angenommen, Sie machen diese Bemerkung gegenüber Ihrem Abgeordneten. Nehmen Sie ferner an, er antwortet: »Da bin ich anderer Meinung. Die Luftqualität ist unwichtig.« Wie widerlegen Sie seine Aussage? Vielleicht argumentieren Sie, dass schlechte Luftqualität zur globalen Erwärmung beiträgt. Wie reagieren Sie, wenn der Gesetzgeber abermals entgegnet: »Die Erderwärmung ist unwichtig.« Sie könnten ihn darauf hinweisen, dass die

Erderwärmung sehr wohl wichtig ist, weil sie die Lebensqualität künftiger Generationen beeinflusst. Angenommen, der Abgeordnete kontert mit: »Künftige Generationen sind unwichtig. Bevor sie wählen dürfen, werde ich im Ruhestand sein.« Welche Gegenargumente könnten Sie anführen? Im Grunde sagt dieser gewählte Volksvertreter, dass die Luftqualität, die globale Erwärmung und künftige Generationen unwichtig *für ihn* sind. Wenn wir von Werten behaupten, sie seien wichtig, ist das Problem dabei, dass wir es häufig dabei belassen. Wir nehmen an, dass sich schon irgendjemand um die wichtigen Dinge in der Welt kümmern wird (Gesetzgeber, Organisationen, die Öffentlichkeit) – das heißt, irgendjemand anderer als *wir selbst*. Wenn wir Verantwortung für unsere Werte übernehmen, erkennen wir an, dass die Wichtigkeit oder Unwichtigkeit der Dinge nicht da draußen, sondern in uns liegt. Wir sind die zuständige Stelle, und wir sind in der Lage, etwas dafür zu tun, denn wir sind zu *Antworten oder Reaktionen fähig*. Wenn uns der Schutz der Umwelt (oder ein anderes Anliegen) am Herzen liegt, so bedeutet das, dass wir in irgendeiner Weise aktiv werden.

Übung 8.4: Anerkennung von Verantwortung

1. Schauen Sie sich die Liste Ihrer Kernwerte an. Stellen Sie sich bei allen Punkten die Frage: Durch welche aktive Maßnahme habe ich in der vergangenen Woche mein Engagement für diesen Wert aktiv zum Ausdruck gebracht?« Das kann etwas ganz Einfaches oder Kleines sein, aber versuchen Sie, an irgendeine Aktivität zu denken, die sie durchgeführt haben und die mit diesem Wert auf der Liste übereinstimmt. Wenn Sie in der vergangenen Woche nichts dafür getan haben, wie sieht es mit dem letzten Monat aus? Dem letzten Jahr?
2. Wie würden Sie Ihre Leistung einschätzen, wenn es darum geht, im Einklang mit Ihren einzelnen Kernwerten zu handeln? Denken Sie über das Spektrum möglicher Handlungen nach, die Sie im Dienst des jeweiligen Wertes durch-

führen könnten, und schätzen Sie ein, wie viel Prozent des Möglichen Sie tatsächlich erreicht haben. Wenn Sie zum Beispiel alles tun, was Ihnen möglich ist, können Sie Ihre Aktivitäten als 100 Prozent einstufen. Wenn Sie trotz offenkundiger Handlungsmöglichkeiten überhaupt nichts getan haben, liegt Ihre Einschätzung wahrscheinlich eher bei 0 Prozent. Achten Sie darauf, sich auch kleinere Aktivitäten anzurechnen, aber sie danach zu bemessen, was Ihnen vernünftigerweise möglich gewesen wäre.

Ziele

Wie an früherer Stelle ausgeführt, ist es wichtig, zwischen Werten und Zielen zu unterscheiden. Ein bestimmtes Ziel anzustreben ist nur einer von vielen möglichen Schritten in eine wertorientierte Richtung. Manchmal konzentrieren Menschen sich so stark auf ein Ziel, dass sie die Werte, die diesem Ziel zugrunde liegen, aus den Augen verlieren. Das kann, wie gesagt, dazu führen, dass man die falsche Richtung einschlägt oder die Orientierung verliert, nachdem man sein Ziel erreicht hat. Obwohl es wichtig ist, sich nicht so vollständig auf Ziele auszurichten, dass man die Werte vergisst, sind Ziele dennoch notwendig, wenn man Fortschritte in der wertorientierten Richtung machen will.

Sich ein Ziel zu setzen bedeutet, ein geplantes Ergebnis zu spezifizieren und sich auf einen Prozess einzulassen, der uns auf dieses Ergebnis zubewegt. Beachten Sie, dass Zielsetzung nicht nur ein Ergebnis, sondern auch einen Prozess umfasst. Ein Prozess ist eine Abfolge von Handlungen. Wenn wir uns einem Ziel verschreiben, verschreiben wir uns nicht dem Ergebnis (für das es keine Garantie gibt), sondern einer Reihe von Handlungen, die uns in die Richtung des angestrebten Ergebnisses führen.

Auf Kurs bleiben

Wenn Werte wie ein innerer Kompass sind, der uns die richtige Richtung vorgibt, so gleicht die Zielsetzung der Aufstellung von Wegmarken entlang eines Pfades, der in diese Richtung führt. Ziele helfen uns, auf Kurs zu bleiben. Sie sind aus mehreren Gründen hilfreich. Wenn wir uns Ziele setzen und uns darauf zubewegen, so gibt uns das zum einen das Gefühl, Fortschritte zu machen und in Bewegung zu sein, was wir andernfalls vielleicht nicht hätten. Ziele kanalisieren und konzentrieren unsere Aktivitäten auf effizientere Weise als willkürliche, diffuse Aktivitäten, so dass wir größere Fortschritte in einer wertbestimmten Richtung machen können. Angenommen, zu Ihren Kernwerten gehört, etwas Kreatives zu tun. Sie könnten diesen Wert durch Aktivitätsausbrüche zum Ausdruck bringen – an einem Tag ein bisschen zeichnen, am nächsten mit der Idee einer Skulptur spielen und am übernächsten eine Fernsehsendung über Blumenarrangements anschauen. In einigen Fällen, vor allem wenn Sie Wert darauf legen, neue Bereiche zu erforschen und so viel wie möglich auszuprobieren, kann dies ein Ziel in sich sein. Doch in anderen Fällen, wenn der Wert darin besteht, etwas Kreatives zu erschaffen, können sich diese sporadischen Handlungen als äußerst unbefriedigend erweisen. Indem man sich spezifische Ziele setzt, lassen sich die Aktivitäten auf eine Weise kanalisieren, die eher das Gefühl vermittelt, dass man sich dem Wert des kreativen Gestaltens aktiv annähert. Beispiele für Ziele in diesem Bereich wären etwa: »ein Bild von meiner Katze zeichnen«, »eine Skulptur für den Garten anfertigen« oder »ein Blumenarrangement für meine Wohnung herstellen«. Realistische, erreichbare Ziele geben uns das Feedback, dass wir uns tatsächlich in die angestrebte Richtung bewegen.

Dieses Feedback ist besonders wichtig, weil die Wege, die wir einschlagen, nicht immer gerade verlaufen. Manchmal ist schwer zu unterscheiden, ob wir tatsächlich in die richtige Richtung gehen. So legt man vielleicht im beruflichen Bereich Wert auf Eigenständigkeit und Unabhängigkeit. Um diese Eigenständigkeit zu verwirklichen, ist es aber möglicherweise hilfreich, wenn man einen akademischen Grad, eine Zulassung oder eine bestimmte Qualifikation erwirbt. Der Weg zu diesem Ziel wird wahrscheinlich die Teilnahme an einem sehr strukturierten Qualifikationsprozess umfassen, in dem die eigene Arbeit genau kontrolliert wird. Anfangs fühlt sich das vielleicht an, als würde man sich von der wertorientierten Richtung größerer Autonomie und Unabhängigkeit entfernen. Wenn man sich nicht klar darüber ist, wie das Ziel der höheren Qualifikation mit dem Wert der Autonomie zusammenhängt, reagiert man unter Umständen ungeduldig auf die Anforderungen und zieht sich aus dem Qualifikationsprozess zurück. Das Ergebnis sind dann weniger Möglichkeiten für eine künftige Eigenständigkeit. Die Strukturen und Einschränkungen des Qualifikationsprozesses sind ein Serpentinenweg, der letztlich zu Fortschritten in der wertorientierten Richtung, also zu größerer Autonomie führen wird. Wenn man die Notwendigkeit dieses Serpentinenweges erkennt, fällt es leichter, das Engagement aufrechtzuerhalten.

Ziele setzen

Wenn Sie sich Ziele setzen, nehmen Sie sich jeweils einen Kernwert vor. Sie könnten bei einem Wert beginnen, von dem Sie den Eindruck haben, dass er in Ihrem Leben derzeit nicht zum Ausdruck kommt. Wählen Sie einen Bereich aus, in dem Sie sich festgefahren fühlen. Schauen Sie sich diesen Kernwert an und fragen Sie sich: »Wodurch könnte ich diesem Wert in meinem Leben konkreten Ausdruck verleihen?« Überlegen Sie sich etwas Praktisches und Erreichbares. Achten Sie darauf, dass das Ziel angesichts Ihrer derzeitigen Lebenssituation realistisch ist. Wenn Sie zum Beispiel die Fünfzig überschritten haben, etwas aus dem Leim gegangen sind und keinen wissenschaftlichen oder technischen Abschluss haben, ist das Ziel, Astronaut zu werden, wahrscheinlich unerreichbar. So wichtig es ist, realistisch zu bleiben, sollten Sie sich dennoch nicht entmutigen lassen. Sich unmögliche Ziele zu setzen ist wenig hilfreich, doch schwierige oder anspruchsvolle Ziele sind in Ordnung.

Wenn Sie sich ein ehrgeiziges Ziel setzen oder eines, das in der entfernteren Zukunft liegt, ist es meistens hilfreich, wenn man einige kleinere, kurzfristigere Teilziele anvisiert. Kurzfristige Ziele zeigen die Fortschritte an, die man vom gegenwärtigen Ausgangspunkt in Richtung Ziel macht. Sie sind die Wegmarken, die uns auf Kurs halten. Wenn wir ein langfristiges Ziel anstreben, kann es häufig so groß und komplex erscheinen, dass wir nicht wissen, wie wir uns darauf zubewegen sollen. Kurzfristige Ziele liegen so nah in der Zukunft, dass sie zum unmittelbaren Handeln anregen.

Hindernisse bei der Zielsetzung

Angst, sich festzulegen. Die Entscheidung für eine bestimmte Richtung und Handlungsmöglichkeit bedeutet den Verlust anderer Optionen. Alternative Möglichkeiten zu haben verleiht ein Gefühl von Freiheit und Kontrolle, das dann häufig verloren geht. Die Auswahl einer einzelnen Option heißt, dass man die anderen aufgeben muss. Doch dass man sich zur Sicherheit alle Möglichkeiten offen hält, hat einen Preis. Keine Wahl zu treffen ist häufig die schlechteste Wahl von allen.

Ein Ziel zu wählen und sich darauf festzulegen ist so ähnlich, als stünde man in einem Flur, von dem viele Türen abgehen. Obwohl einem möglicherweise alle Türen offen stehen und sie vielleicht sogar allesamt beschriftet sind, kann man nicht wissen, was sich wirklich auf der anderen Seite der Tür befindet, bevor man nicht hindurchgegangen ist. Solange man auf dem Flur stehen bleibt, hat man das Gefühl, die Kontrolle zu haben, weil man sich eine beliebige Tür aussuchen kann. Wenn man jedoch erst einmal durch eine der Türen hindurchgegangen ist, gibt es keine Garantie dafür, dass die anderen Türen immer noch offen sind, falls man später in den Flur zurückkommt. Diese Angst vor dem Verlust von Optionen kann dazu verleiten, auf dem Flur zu verharren und damit sicherzustellen, dass alle Türen offen bleiben. Das Problem dabei ist natürlich, dass man schließlich sein gesamtes Leben auf dem Flur verbringen könnte. Sich die Optionen offen zu halten bedeutet, dass man niemals durch eine Tür geht und nie erfährt, was sich auf der anderen Seite verbirgt.

Angst, das falsche Ziel zu wählen. Wie Sie sich vielleicht erinnern, ist das zentrale Merkmal, das die meisten chronisch besorgten Menschen teilen, eine geringe Toleranz für Ungewissheit. Wer Schwierigkeiten hat, ein Ziel auszuwählen, will häufig ganz genau wissen, was bei dieser Wahl herauskommt, bevor er sich dafür entscheidet. In vielen Fällen umfasst dies nicht nur die Angst vor einem negativen Ergebnis, sondern auch die Angst vor der Möglichkeit eines potenziell besseren Ergebnisses. Mit anderen Worten, man hat häufig nicht in erster Linie Angst, eine schlechte Entscheidung zu treffen, als vielmehr Angst, nicht die »beste« Entscheidung zu treffen. Das Problem bei diesem Gedankengang ist, dass eine Wahl möglicherweise nur deshalb die beste ist, weil wir sie treffen. Solange ein Ziel etwas ist, über das wir nachdenken, dem wir uns aber nicht verpflichten, kann man dieses Ziel leicht für besser oder schlechter halten als andere. Wenn es darum geht, was man letztlich erreicht, sind diese Überlegungen zum relativen Wert eines potenziellen Ziels weniger ausschlaggebend als die Fähigkeit, sich engagiert für ein einmal gewähltes Ziel einzusetzen. Sobald Sie sich einem Ziel verschrieben haben, ist es Ihre Aufgabe, zu dieser Wahl zu stehen und sie zur bestmöglichen *zu machen.* Es gibt keine beste Entscheidung im Sinne eines theoretischen Konstrukts, das bereits irgendwo da draußen unabhängig von der eigenen Wahl und dem eigenen Engagement existiert.

Angst vorm Scheitern. Wenn man in Erwägung zieht, sich einem bestimmten Ziel zu verpflichten, vor allem einem anspruchsvollen und riskanten Ziel, stellt man möglicherweise fest, dass eine der ersten auftauchenden Fragen lautet: »Was ist, wenn ich es nicht schaffe?« Niemand freut sich über eine Niederlage, und ein bestimmtes Maß an Angst angesichts dieser Möglichkeit ist normal und unvermeidlich. Doch dieses Scheitern – das immer ein mögliches Ergebnis ist – muss kein Hindernis für ein engagiertes Handeln sein. Es ist wichtig, immer daran zu denken, dass zur Zielsetzung sowohl die Spezifizierung eines geplanten Ergebnisses als auch ein Prozess gehört (eine Abfolge von Handlungen), durch den wir uns auf dieses Ergebnis zubewegen. Wenn wir uns einem Ziel verpflichten, verschreiben wir uns nicht dem Ergebnis (für das es keine Garantie gibt), sondern einem Prozess. Dieses Engagement für eine Handlungsabfolge ist besonders wichtig, wenn es uns nicht gelingt, das Ziel zu erreichen. Das Engagement für den Prozess gibt uns die Möglichkeit, wieder Mut zu fassen und weiter in der eingeschlagenen Richtung voranzuschreiten.

Übung 8.5: Eine Werte-Karte erstellen

1. Bei dieser Übung und den folgenden werden Sie eine Reihe von Werte-Karten erstellen, indem Sie Ihre Werte und Ziele in die unten abgebildeten Musterbögen eintragen. Werfen Sie zunächst einen Blick auf Ihre Liste mit Kernwerten. Wählen Sie einen wichtigen Kernwert aus, dem Sie gern näherkommen würden. Tragen Sie diesen Kernwert oben auf der Seite in die Leerzeilen neben »Wert« ein.
2. Überlegen Sie, welches langfristige Ziel einen bedeutsamen Fortschritt in die Richtung dieses Werts zum Ausdruck bringen würde. Was würde diesem Wert in Ihrem Leben konkreten Ausdruck verleihen? Achten Sie darauf, dass das Ziel erreichbar und realistisch ist, aber seien Sie trotzdem mutig. Tragen Sie dieses Ziel in die entsprechenden Leerzeilen hinter »Langfristiges Ziel« ein.
3. Überlegen Sie sich jetzt mehrere kurzfristige Ziele, die Fortschritte von Ihrem jetzigen Standort zu diesem langfristigen Ziel anzeigen würden. Denken Sie daran, dass kurzfristige Ziele so nah in der Zukunft liegen sollten, dass sie zum unmittelbaren Handeln anregen. Tragen Sie diese Ziele unter dem Stichwort »Kurzfristige Ziele« ein.
4. Wiederholen Sie diese Übung für mehrere andere Kern-

werte und legen Sie dafür jeweils eine neue Werte-Karte an. Konzentrieren Sie sich auf Werte, bei denen Sie sich selbst eine niedrige Einschätzung in der letzten Übung gegeben haben. Das sind die wertbestimmten Richtungen, in denen Sie einen Mangel an engagiertem Handeln festgestellt haben. (Die restlichen Abschnitte der Werte-Karte werden Sie in den folgenden Übungen ausfüllen.)

Eine Werte-Karte

Wert: ....

....

Langfristiges Ziel: ....

....

Kurzfristige Ziele: ....

....

....

Zeit/Ort: ....

Handlungen: ....

....

....

....

Hindernisse: ....

....

....

....

....

Handeln

Wie sieht der nächste Schritt aus, nachdem Sie langfristige Ziele gesetzt haben, die in Einklang mit Ihren Werten stehen, und die Unternehmung in kleinere, kurzfristige Ziele aufgeteilt haben? Was können Sie in dieser Woche tun, um einem Ihrer kurzfristigen Ziele näherzukommen? Wenn Sie über diese Frage nachdenken, werden Sie sich vielleicht Ihrer Sorgen, Zweifel, Vorbehalte und Ängste und einer Vielzahl weiterer Gedanken und Gefühle bewusst. Nehmen Sie alle als potenzielle Barrieren wahr, die Sie am Handeln hindern könnten, und denken Sie daran, dass Handlungsbereitschaft gleichbedeutend mit der Bereitwilligkeit ist, alle Gedanken, Gefühle und Empfindungen, dic beim weiteren Handeln auftreten, wahrzunehmen und zu erleben. Wir werden diese potenziellen Hindernisse in Kürze behandeln. Denken Sie jedoch zunächst darüber nach, was notwendig ist, um sich auf Ihre kurzfristigen Ziele zuzubewegen. Grübeln Sie nicht darüber nach, ob es leicht oder schwierig werden wird, sondern überlegen Sie einfach, was dazu erforderlich wäre.

Bei der Planung des Handelns ist es hilfreich, so präzise wie möglich vorzugehen. Wenn Ihr langfristiges Ziel zum Beispiel darin besteht, sich einen größeren Freundeskreis aufzubauen, könnten Sie sich als kurzfristiges Ziel setzen: »Karen besser kennenlernen.« Eine konkrete Handlung zur Erreichung dieses kurzfristigen Ziels könnte lauten: »Karen anrufen und Sie ins Kino einladen.« Um noch präziser zu sein, könnten Sie eine Liste von Filmen zusammenstellen, die Sie sehen möchten.

Der nächste Schritt besteht darin, eine Zeit und einen Ort für die Durchführung der Handlung auszuwählen. Indem Sie die Aktivität zeitlich und räumlich festlegen, rücken Sie sie aus dem Bereich der Ideen (in Ihrem Kopf) in den Bereich der Realität. Wenn Sie beispielsweise Karen anrufen wollen, um Sie ins Kino einzuladen, könnten Sie es heute Abend um 18:00 Uhr von zu Hause aus tun.

Übung 8.6: Handlungsplanung

1. Tragen Sie die Aktivitäten, die Sie heute oder in der kommenden Woche ausführen könnten, um sich in Richtung eines Ihrer kurzfristigen Ziele zu bewegen, auf Ihrer Werte-Karte ein.
2. Seien Sie sehr präzise bezüglich der Handlungen, die Sie durchführen wollen.
3. Setzen Sie fest, an welchem konkreten Tag und zu welcher konkreten Zeit Sie die erste Handlung auf Ihrer Liste durchführen wollen. Tragen Sie das Datum und die Uhrzeit zusammen mit dem Ort der Aktivität auf der Karte ein.

Handlungen und Ziele

Es ist wichtig, die Beziehung zwischen Handlungen und Zielen zu verstehen, vor allem wenn der Zeitfaktor eine Rolle spielt. Bei einer komplexen Beziehung zwischen einer Handlung und einem Ziel ist nicht immer offensichtlich, welche Aktivität sich anbietet. Angenommen, Sie haben eine Nasennebenhöhlenentzündung. Sie suchen Ihren Arzt auf und er verschreibt Ihnen ein Antibiotikum. Zu Hause nehmen Sie das Medikament, messen sofort anschließend Ihre Temperatur und stellen fest, dass Sie immer noch Fieber haben. Würden Sie die restlichen Tabletten wegwerfen und sich sagen: »Dieses Antibiotikum wirkt nicht! Der Stümper von einem Arzt hat eine Fehldiagnose gestellt!«? Ein klares Verständnis, wie die Handlung der Medikamenteneinnahme mit dem Ziel der Fiebersenkung zusammenhängt, ist hilfreich, um das Engagement für ein konsequentes Handeln aufrechtzuerhalten. Ein anderes Beispiel wäre der Zusammenhang zwischen der Aktivität, dass man Verabredungen trifft und neue Leute kennenlernt, und dem Ziel, eine feste, langfristige Partnerschaft einzugehen. Wer sagt: »Ich habe mich mit mehreren Leuten verabredet, aber es hat sich keine feste Partnerschaft daraus ergeben«, könnte die Beziehung zwischen Verabredungen und der Entwicklung einer funktionierenden Partnerschaft zu stark vereinfachen.

Das Engagement für ein entschiedenes, ausdauerndes Handeln ist besonders wichtig, wenn das Ziel in der Entwicklung einer neuen Fähigkeit besteht. Die Aktivität, dass man Lebensmittel einkauft und sich an ein Rezept hält, führt möglicherweise nicht direkt zu dem Ziel, ein köstliches Gourmetmenü auf den Tisch zu zaubern. Die Komplexität der Beziehung zwischen Handlung und Ziel erfordert häufig, dass man größere Ausdauer bei einer Aktivität an den Tag legt und vielleicht, dass man sich einige zusätzliche kurzfristige Ziele setzt.

Handlungen	⇨	Hindernisse: Gedanken Gefühle Empfindungen	⇨	Aktivitäten

Abbildung 8.1: *Handlungen und Hindernisse: Außen und Innen*

Engagiertes Handeln (*richtige Richtung einschlagen und voranschreiten)*	⇨	Akzeptanz (*kennzeichnen, Kontrollversuche unterlassen, akzeptieren, Achtsamkeit*)	⇨	Engagiertes Handeln (*richtige Richtung einschlagen und voranschreiten*)

Abbildung 8.2: *Akzeptanz und engagiertes Handeln: Außen und Innen*

Handlungshindernisse

Jetzt müssen Sie also nur noch konsequent Ihre Pläne umsetzen, oder? Wenn es so einfach wäre, würden Sie dieses Buch wahrscheinlich nicht lesen. Die meisten Menschen, vor allem jene, die sich mit Angst und Sorge herumschlagen, stoßen gerade jetzt auf Schwierigkeiten. Auch wenn man erfolgreich wertorientierte Richtungen ermittelt, Ziele gesetzt und Handlungen geplant hat, die zu Fortschritten in den angestrebten Richtungen führen, treten möglicherweise Hindernisse auf, die das Handeln blockieren. Dazu können sowohl innere wie äußere Blockaden gehören.

Zu den äußeren Hindernissen gehören die praktischen Probleme, die unweigerlich auftauchen, wenn wir uns in Richtung auf ein angestrebtes Ziel bewegen. Es ist unmöglich, alle Umstände vorherzusagen, die eintreten können, wenn wir unsere Handlungen vom Reich der Ideen in die Realität übertragen. Diese äußeren Hindernisse sind so verbreitet, dass sie tatsächlich eine Konstante in der Gleichung des Handelns bilden. Das Engagement für den Prozess des Voranschreitens erfordert fast immer, dass wir Probleme lösen und geplante Aktionen und kurzfristigere Ziele anpassen, um unerwartete Hindernisse zu bewältigen. In Kapitel 10 werden wir uns mit einigen Fähigkeiten befassen (Planung, Problemlösung, Zeit-Management, Selbstbehauptung), die jeder entwickeln kann, um diese äußeren Hindernisse zu überwinden.

Äußere Hindernisse sind zwar unvermeidlich, doch die entscheidende Variable sind häufig die inneren oder psychischen Barrieren. Die Gedanken, Gefühle und Empfindungen, die beim Reflektieren und tatsächlichen Handeln auftauchen, werden zu Blockaden, wenn man versucht, vor ihnen zu flüchten, indem man das Handeln verzögert, vermeidet oder abbricht. In den ersten sieben Kapiteln dieses Buches ging es darum, wie man diese inneren Hindernisse akzeptiert, sich von ihnen löst (Defusion) und sie bestehen lässt, während man weitermacht.

Erinnern Sie sich an das Innen-/Außen-Modell? Unser Handeln ist das, was wir nach außen tun, doch viele der wahrgenommenen Handlungshindernisse treten im Innern auf (Abbildung 8.1). In diesem Kapitel werden die Zielsetzungs- und Planungsfähigkeiten vorgestellt, mit deren Hilfe Sie die richtige Richtung einschlagen und voranschreiten können (das »R« im KLAAR-Prozess). Bei der Anwendung dieser Fähigkeiten werden Sie die ersten vier Schritte des KLAAR-Ansatzes nutzen, um die inneren Blockaden, die Sie an einem engagierten Handeln hindern, zu erkennen, zu akzeptieren und sich davon zu lösen.

Die Fahrgäste im Bus

Man kann sich diese potenziellen Hindernisse auch als Fahrgäste im Bus vorstellen. Erinnern Sie sich an das Bild aus Kapitel 3? Nachdem Sie jetzt mehr über Werte wissen, können Sie die Wahl der Busroute als Ihren festen Entschluss auffassen, in der wertorientierten Richtung voranzukommen. Die Handlungen, die Sie als Teil dieses Entschlusses ergreifen, sind die Haltestellen, die der Bus anfährt. Die Gedanken, Gefühle und Empfindungen, die sich als potenzielle Hindernisse des Handelns erweisen, sind all die Fahrgäste, die an jenen Haltestellen in den Bus einsteigen.

Bei vielen Menschen sind es dieselben Fahrgäste, die ihnen schon beim Zielsetzen in die Quere kamen. Die Festlegung auf eine bestimmte Handlung bedeutet unter Umständen, dass man andere Handlungsmöglichkeiten verliert, was beängstigend wirken kann. Man fürchtet vielleicht, dass man die falsche Aktivität auswählt oder dass man scheitert. Zu weiteren Fahrgästen gehören möglicherweise konkrete Ängste bezüglich der durchzuführenden Handlung, Ängste, was andere denken könnten, oder Urteile über die eigenen Fähigkeiten und die eigene Handlungsbereitschaft. Bei Menschen, die zu übertriebener Sorge neigen, zählen zu diesen Fahrgästen/Hindernissen für gewöhnlich auch Ängste, die sich auf die Ungewissheit von Ergebnissen beziehen. Zusätzlich zu der Fülle von Emotionen und allen körperlichen Begleiterscheinungen der Angst tauchen Gedanken an mögliche negative Folgen auf. »Was ist, wenn ...?«-Fragen, Grübeleien über die Vergangenheit und der Drang, sich in sorgenbedingte Verhaltensweisen zu verwickeln, können sich allesamt als Blockaden für Fortschritte beim engagierten, wertorientierten Handeln erweisen. Letztendlich hängt unsere Bereitschaft zum Handeln von unserer Fähigkeit ab, diese Hindernisse in Fahrgäste zu verwandeln. Bereitwilligkeit bedeutet, dass wir auf unserem wertorientierten Weg weitermachen und vorankommen, alle Haltestellen anfahren, auf die wir uns festgelegt haben, und alle Fahrgäste mitnehmen.

Übung 8.7: Hindernisse erkennen

1. Tragen Sie auf Ihrer Werte-Karte alle inneren Handlungsbarrieren ein, die Ihnen in den Sinn kommen, wenn Sie über die einzelnen Handlungen auf Ihrer Liste nachdenken.
2. Notieren Sie alle auftretenden Gedanken, die Sie zögern oder der Einleitung von Handlungsschritten ausweichen lassen. Schließen Sie alle »Was ist, wenn …«-Gedanken, Zweifel oder Urteile mit ein.
3. Schreiben Sie auch alle Gefühle auf, die Ihnen beim Anblick Ihrer Handlungsliste und der Vorstellung, diese Aktivitäten auszuführen, bewusst werden. Neben der Angst können sich auch andere Emotionen wie Traurigkeit, Wut, Schuldgefühle oder Langeweile allesamt als Handlungsbarrieren erweisen.
4. Achten Sie auf körperliche Empfindungen, die Sie wahrnehmen, wenn Sie an die Durchführung der Handlungen denken. Fügen Sie diese ebenfalls der Liste hinzu.

Die richtige Richtung einschlagen und voranschreiten

Beim Ermitteln der Hindernisse, die einem wertorientierten Handeln im Wege stehen, stoßen Sie wahrscheinlich auf viele derjenigen Gedanken, Gefühle und körperlichen Empfindungen, die Sie in den Kennzeichnungsübungen von Kapitel 4 identifiziert haben. Es sind die Fahrgäste im Bus, die Erfahrungen im Innern des umrandeten Feldes oder das, was es zu akzeptieren gilt. Beachten und kennzeichnen Sie diese Erfahrungen, während Sie in der wertbestimmten Handlungsrichtung voranschreiten. Geben Sie als Nächstes den Impuls auf, diese Elemente Ihres Erlebens unter Kontrolle zu bringen: Holen Sie tief Luft und erinnern Sie sich daran, das Seil loszulassen oder sich in Ihre Gedanken und Gefühle hineinzulehnen. Akzeptieren Sie, was immer in Ihrer inneren Wahrnehmung auftaucht, indem Sie sich mit Ihrem Beobachter-Selbst identifizieren und Gedanken und Gefühle in Defusion erleben. Begegnen Sie gleichzeitig all Ihren Erfahrungen mit Achtsamkeit, »erden« Sie sich selbst im gegenwärtigen Augenblick, indem Sie aufmerksam auf die inneren ebenso wie auf die äußeren Elemente Ihres Erlebens achten. Schreiten Sie schließlich in der eingeschlagenen Richtung voran, setzen Sie Ihr engagiertes Handeln fort und halten Sie sich konsequent an die Abfolge von Handlungen, auf die Sie sich festgelegt haben.

Im folgenden Kapitel werden Sie üben, alle Schritte des KLAAR-Ansatzes auf ein breites Spektrum innerer Erfahrungen anzuwenden, und anfangen, sich auf einige der wertorientierten Aktivitäten einzulassen, die Sie bis jetzt vermieden haben.

Kapitel 9

Zu umfassender KLAARheit gelangen

Jetzt, wo Sie mit den einzelnen Schritten des KLAAR-Ansatzes vertrauter geworden sind, ist es an der Zeit, alle Schritte zusammen anzuwenden und Ihre neuen Fähigkeiten zu üben und weiterzuentwickeln. Es wird Sie vielleicht überraschen, dass es die beste und vielleicht einzige Methode zur Erlernung einer neuen Herangehensweise an Angst und Sorge ist, dass man übt, sich ängstlich und besorgt zu fühlen. Spezialisten für die Behandlung von Angststörungen bezeichnen dieses intentionale, zielgerichtete Erleben bestimmter Gedanken und Gefühle als Konfrontation.

Warum Konfrontation?

Die Forschung bestätigt immer wieder, dass eine Konfrontation der einen oder anderen Art ein entscheidendes Element für die erfolgreiche Behandlung jeder Art von Angststörung darstellt (Foa und Kozak 1985). Wenn Sie Ihr eigenes Konfrontationsprogramm entwickeln, ist es wichtig, dass Sie sich bewusst bleiben, warum Sie das tun. Der Zweck der Konfrontation besteht nicht darin, die Angst zu verringern oder irgendetwas anderes aus der Erfahrung auszuklammern. Die Konfrontation bietet vielmehr die Möglichkeit, das eigene Erleben um die Elemente der Akzeptanz und Achtsamkeit zu ergänzen. Man kann sich die Konfrontation als »Bereitwilligkeitstraining« vorstellen, das uns ermöglicht, die Bereitschaft zum Denken, Fühlen und Erleben (die innere Bereitwilligkeit) ebenso wie die Bereitschaft zum Handeln (die äußere Bereitwilligkeit) auszuweiten.

Zwei Arten von Konfrontation

Ihr Konfrontationsprogramm wird aus zwei Teilen bestehen, das zwei unterschiedliche Arten von Konfrontation umfasst. Der erste Typ – Sorgenkonfrontation – ist auf die Entwicklung der inneren Bereitwilligkeit ausgerichtet, also auf die Bereitschaft, sorgenvolle Gedanken zuzulassen, Angst und andere besorgnisbezogene Gefühle zu empfinden und körperliche Veränderungen, eigene Urteile oder den Drang zu sorgenbezogenem Verhalten zu erleben. Bei der praktischen Sorgenkonfrontation konzentrieren Sie sich darauf, die ersten vier Schritte des KLAAR-Ansatzes anzuwenden und weiterzuentwickeln: **K**ennzeichnen, Kontrollversuche unter**l**assen, **A**kzeptanz und **A**chtsamkeit. Doch durch Ihren Entschluss, sich aktiv auf die Sorgenkonfrontation einzulassen und sich dadurch wertorientiert in der **r**ichtigen Richtung voranzubewegen, werden Sie auch den letzten Schritt des KLAAR-Ansatzes vollziehen.

Zum zweiten Teil Ihres Konfrontationsprogramms gehört *das Handeln*. Hier liegt der Schwerpunkt auf eben diesem letzten Schritt, dem konsequenten Voranschreiten in der richtigen Richtung. Das Handeln wird die gesamte innere Bereitwilligkeit der Sorgenkonfrontation umfassen, legt aber darüber hinaus besonderes Gewicht auf die äußere Bereitwilligkeit. Das ist die Bereitwilligkeit zum Handeln. Durch den Entschluss zum wertorientierten Handeln und die engagierte Umsetzung dieses Entschlusses werden Sie außerdem ein stärkeres Gefühl der Verantwortung (der »Antwort-Fähigkeit«) in Bezug auf Ihre Wertvorstellungen entwickeln.

Was kennzeichnet die Konfrontation?

Wenn Sie die Konfrontation üben, ist es wichtig, den Zweck und das Wesen Ihres Tuns zu verstehen. Andernfalls ist es möglich, dass Sie das Konfrontationsprogramm rein mechanisch durchführen, ohne sich Ihrer Angst und Sorge tatsächlich auszusetzen. Behalten Sie beim weiteren Vorgehen die folgenden Punkte im Sinn:

Konfrontation ohne Angst ist keine Konfrontation. Wissenschaftler haben zu bestimmen versucht, was die Konfrontation zu einer erfolgreichen Behandlung von Angststörungen macht. In mehreren Studien wurde festgestellt, dass die tatsächliche Aktivierung der Kampf-oder-Flucht-Reaktion ein entscheidender Faktor ist. Klinische Studien sind zu dem Ergebnis gekommen, dass Personen, die am stärksten von diesem Ansatz profitieren, zu Beginn der Konfrontationsübungen einen erhöhten Herzschlag aufweisen. Probanden, die weniger Anzeichen von Reaktion während der Konfrontation zeigten, profitierten weniger von der Behandlung (Lang, Melamed und Hart 1970; Borkovec und Sides 1979; Watson und Marks 1971). Die Gründe dafür sind nicht besonders rätselhaft, wenn man die praktische Überlegung anstellt, was Gegenstand der Konfrontation sein soll. Wenn der Zweck darin besteht, eine neue und andere Reaktion auf Angst einzuüben oder zu entwickeln, dann ist es plausibel, dass man der Angst ausgesetzt sein muss. Wenn man zu beruhigenden oder anderen Maßnahmen greift, um die Angst während der Konfrontation zu reduzieren, ist man ihr unter Umständen nicht wirklich ausgesetzt. Bei den Konfrontationsübungen besteht eines Ihrer Ziele darin, die Angstgefühle zu erhöhen und sich darauf zu konzentrieren.

Konfrontation ist immer intentional. Wenn besorgte Menschen die Gelegenheit erhalten, ihre Angst und Sorge durch eine Konfrontation zu erleben, reagieren sie häufig, indem sie etwas sagen wie: »Ich muss die Konfrontation nicht absichtlich herbeiführen. Ich bin ständig Angst und Sorge ausgesetzt, ohne mich im Mindesten anzustrengen. Ich erlebe schon in meinem normalen Tagesablauf jede Menge davon. Das reicht mir.« Das Problem bei diesem Statement ist, dass es einen wesentlichen Aspekt der Konfrontation außer Acht lässt. Konfrontation ist per definitionem absichtlich und zweckgerichtet. Es ist etwas, das man *tut.* Mit Absicht. Es ist keine Sache, die einfach so geschieht. Zufällig auf Angst und Sorge zu stoßen ist etwas anderes, als sie aktiv herbeizuführen. Der Grund dafür bringt uns zur Bereitwilligkeit zurück. Wenn man den Entschluss fasst und die feste Absicht hat, sich auf eine Konfrontation einzulassen, so umfasst diese Intentionalität die eigene Bereitwilligkeit. Wenn wir uns dafür entscheiden, etwas Bestimmtes zu tun, vor allem etwas Optionales, bringen wir die Bereitschaft zum Ausdruck, sowohl zu handeln als auch die Begleitumstände dieses Handelns zu akzeptieren. Die Intentionalität ist einer der Gründe, aus denen die Konfrontation unsere Bereitwilligkeit fördert.

Eine Konfrontation ist immer 100 Prozent. Wenn Sie Ihr persönliches Konfrontationsprogramm planen, werden Sie Ihre eigenen Parameter für jede Erfahrung festlegen. Sie werden selbst entscheiden, an welchem Sorgenthema Sie im Rahmen der Konfrontation arbeiten wollen. Wenn es darum geht, zu handeln, werden Sie selbst entscheiden, wie intensiv oder wie lange Sie sich auf eine bestimmte Aktivität einlassen wollen. Wenn Sie in die richtige Richtung voranschreiten, kann es hilfreich sein, die Sache zunächst langsam anzugehen. Dazu müssen Sie diese Parameter herunterschrauben, nicht das Maß der Angst, das Sie zu fühlen bereit sind. Konfrontation bedeutet, dass man bereit ist, die vorhandene Angst zu 100 Prozent zu erleben, ganz gleich wie stark sie wird. Erinnern Sie sich an die in Kapitel 2 beschriebene kleine Übung, bei der Sie an eine Maschine angeschlossen wurden, die Ihre Angst auf einer Skala von 0 bis 100 maß? Diese Geschichte veranschaulichte das Paradox der Kontrolle: Solange man versucht, die Angst zu kontrollieren oder loszuwerden, bleibt sie hartnäckig bestehen. Man kann nicht ein bisschen bereit sein, sie zu fühlen. Wer sich nur mit seiner Angst konfrontieren will, »solange sie unter 80 bleibt«, wird an seinem Angsterleben nicht mehr verändern, als wenn er das Limit bei 40 oder 10 ansetzt. Schätzen Sie ein, wie groß Ihre Bereitwilligkeit ist, und legen Sie davon ausgehend für jede Übung die situativen und zeitlichen Parameter fest. Führen Sie dann die Übung mit der Bereitschaft durch, Ihre Angst zu 100 Prozent zu empfinden, auch wenn sie auf der Skala bis 100 ansteigt.

Sorgenkonfrontation

Die Sorgenkonfrontation ist der erste Teil Ihres Konfrontationsprogramms. Nehmen Sie sich täglich etwas Zeit, um an allen in diesem Buch vorgestellten Fähigkeiten zu arbeiten. Wenn Sie die Sorgenkonfrontation üben, werden Sie nicht nur Fähigkeiten entwickeln, sondern den Kontext, in dem Sie Ihre Angst und Sorge erleben, so verändern, dass er sich durch Bereitwilligkeit und nicht mehr durch Kontrolle auszeichnet.

Nehmen Sie sich Zeit für die Sorgenkonfrontation

Um mit Ihrem Konfrontationsprogramm zu beginnen, müssen Sie sich anfangs mindestens 30 Minuten täglich Zeit dafür nehmen. Wenn Sie einen engen Terminplan haben, kann das schwierig sein. Der Entschluss, die tägliche Konfrontation konsequent durchzuführen, wird Ihnen leichter fallen, wenn Sie sich vergegenwärtigen, weshalb Sie überhaupt zu diesem Buch gegriffen haben. Sind Sie bereit, das Notwendige zu tun, um etwas daran zu verändern, wie Angst und Sorge Ihr Leben beeinträchtigen?

Würden Sie sich dadurch in eine wertorientierte Richtung bewegen? Verpflichten Sie sich zunächst für 30 Tage zu 30 Minuten täglicher Übung und überprüfen Sie dann, wie Sie vorankommen. Wenn Sie feststellen, dass Ihre Bereitwilligkeit zum Fühlen, Denken und Erleben ebenso wie zum Handeln gewachsen ist, können Sie entscheiden, die Sorgenkonfrontation weniger häufig zu praktizieren.

Stufen Sie Ihre Sorgenthemen ein

Schauen Sie sich zunächst die Liste Ihrer Sorgenthemen und Sorgengedanken an, die Sie in Kapitel 4 (Übung 4.5) ermittelt haben. Vielleicht möchten Sie die Liste noch ergänzen. Werfen Sie einen Blick auf die Handlungshindernisse, die Sie in Ihren Werte-Karten im letzten Kapitel zusammengestellt haben (Übung 8.7), und nehmen Sie weitere Sorgenthemen mit auf, die sich als Hindernisse für ein engagiertes, wertorientiertes Handeln erweisen könnten. Tragen Sie neben jedem Thema ein, wie Sie das Ausmaß der mit dem Thema verbundenen Angst auf einer Skala von 0 bis 100 einstufen würden, wobei 100 für das Höchstmaß ihrer Angst steht. Wenn Sie feststellen, dass alle Ihre Sorgenthemen nahe bei 100 liegen, könnten Sie einige in weniger beängstigende Unterthemen aufgliedern. Angenommen, eines Ihrer Sorgenthemen ist Ihre finanzielle Situation, wozu Sorgen über derzeitige Lebenshaltungskosten, Schulden und die Altersvorsorge gehören. Sie könnten diese Sorge in zwei Themen aufteilen, von denen eines mehr Angst auslöst (Lebenshaltungskosten und Schulden) und eines weniger (Altersvorsorge). Wenn Sie Ihre tägliche Praxis der Sorgenkonfrontation aufnehmen, fangen Sie mit Themen an, die mit niedrigeren Angstgraden verbunden sind. Wenn Sie mehr Übung mit der Anwendung des KLAAR-Ansatzes haben, gehen Sie zu den schwierigeren Themen über.

Spielen Sie den Film von Anfang bis Ende ab

Wählen Sie ein Thema aus und versuchen Sie, Ihre Gedanken auf Sorgen zu diesem Thema zu konzentrieren. »Was ist, wenn …?«-Gedanken sind häufig ein guter Ausgangspunkt. Stellen Sie sich das schlimmstmögliche Szenario zu diesem Thema vor und konzentrieren Sie sich sowohl auf Ihre Gedanken als auch auf die auftauchenden Bilder. Lassen Sie sich von Ihren Gedanken zu den schlimmstmöglichen Ergebnissen davontragen. Sobald dieser Prozess angelaufen ist, setzt bei den meisten Menschen die vertraute Erfahrung des Sorgenmachens ein, und die Gedanken kommen ganz spontan und automatisch. Wenn zu Ihren Sorgenthemen beispielsweise die Angst vor dem möglichen Verlust des Arbeitsplatzes gehört, konzentrieren Sie sich zunächst auf konkrete Situationen, die zu diesem gefürchteten Ergebnis führen könnten. Was ist, wenn Sie einen schlimmen Fehler machen und entlassen werden? Stellen Sie sich dann vor, wie es wäre, die Kündigung zu erhalten. Würde Ihr Chef es Ihnen persönlich sagen? Wie wäre das? Denken Sie dann darüber nach, wie es wäre, arbeitslos zu sein. Wie wäre es, wenn Sie lange Zeit keinen neuen Job finden würden? Wie würde sich das auf ihre finanzielle Situation auswirken? Welche weiteren Konsequenzen hätte es?

Verweilen Sie bei den Gedanken oder Bildern

Achten Sie auf Ihr Angstniveau, während Sie das schlimmstmögliche Szenario eines Sorgenthemas durchspielen. Versuchen Sie, die Gedanken oder Bilder zu ermitteln, die mit dem höchsten Angstniveau verbunden sind. In dem obigen Beispiel könnte es die bildliche Vorstellung sein, wie Ihr Chef brüllt: »Sie sind gefeuert!«, oder der Gedanke, Ihre Wohnung zu verlieren, weil Sie die Miete nicht mehr zahlen können. Wenn Sie das Bild oder Denkmuster ermittelt haben, das die größte Angst auslöst, verweilen Sie bei diesem Bild oder Gedanken, konzentrieren Sie sich darauf und lassen Sie Ihre Angst so weit wie möglich anwachsen.

Bleiben Sie bis zum Ende Ihrer dreißigminütigen Sorgenkonfrontation bei diesen Gedanken und Bildern. Wenn Sie feststellen, dass das Thema, an dem Sie arbeiten, keine starke Angst hervorruft oder die Angst nach einer Weile nachlässt, wählen Sie ein anderes Sorgenthema aus Ihrer Liste aus und arbeiten Sie damit weiter.

Nehmen Sie Ihre Sorge auf Band auf

Wenn es Ihnen am Anfang schwerfällt, Ihre Angst zu aktivieren, oder wenn Sie Mühe haben, Sorgengedanken hervorzubringen und gleichzeitig den KLAAR-Ansatz anzuwenden, kann es hilfreich sein, wenn Sie Ihre Sorge auf Band aufzeichnen. Nehmen Sie sich selbst dabei auf, wie Sie über eines Ihrer Sorgenthemen sprechen. Sprechen Sie Ihre Sorgengedanken einfach laut aus und beschreiben Sie die Bilder und Szenarien, die zu dieser Sorge gehören. Bringen Sie dabei das Gefühl der Angst und Dringlichkeit, das diesen Gedanken zugrunde liegt, durch Ihre Stimme und Ihren Tonfall zum Ausdruck. Machen Sie getrennte Aufnahmen für jedes Ihrer Sorgenthemen. Jedes Band sollte etwa 15 Minuten lang sein. Während Ihrer Sorgenkonfrontation können Sie sich entweder dasselbe Band zweimal hintereinander oder zwei unterschiedliche Aufnahmen anhören. Konzentrieren Sie sich auf die zum Ausdruck gebrachten Sorgen, Gefühle und Empfindungen, die Sie beim Zuhören erleben. Möglicherweise stellen Sie fest, dass es Ihnen leichter fällt, die Beobachter-Perspektive beizubehalten und sich von den Gedanken zu lösen, wenn Sie das Band anhören, als wenn Sie die Defusion ausschließlich in Ihrem Kopf vollziehen. Wenn das der Fall ist, können Sie die Bänder als Ausgangspunkt wählen und die Sorgenkonfrontation damit üben, bis Sie in der Lage sind, ohne die Bänder auszukommen.

Wenden Sie Ihre Fähigkeiten an

Sobald Sie sich während der Konfrontationssitzung Ihrer Angst bewusst werden und spüren, dass der Sorgenprozess einsetzt, fangen Sie an, den KLAAR-Ansatz anzuwenden:

Kennzeichnen Sie Ihre Gedanken und Gefühle als »Sorgen«. Der Zweck dieses Schrittes ist es, Ihnen im Alltag bei der Wahrnehmung und Ermittlung von Sorgen zu helfen. Wenn Sie die Konfrontationsübungen machen, ist das eine Art theoretischer Schritt, weil Sie sich absichtlich Sorgen machen. Dennoch ist es hilfreich, die Kennzeichnung der Erfahrung als »Sorge« zu üben, und sei es nur, um eine Assoziation zwischen dem tatsächlichen Sorgenprozess und der Bezeichnung als Sorge herzustellen.

Unterlassen Sie Kontrollversuche. Auch wenn Sie absichtlich Sorgengedanken hervorbringen werden, haben Sie vielleicht trotzdem Mühe, diesen Gedanken freien Lauf zu lassen. Noch wahrscheinlicher ist, dass Sie den Drang verspüren, Angstgefühle oder körperliche Empfindungen unter Kontrolle zu bringen, sobald sie auftreten. Nutzen Sie Ihre Fähigkeiten, den Kontrolldrang und damit dieses Ringen aufzugeben, und lehnen Sie sich in Ihre Angst hinein. Denken Sie daran, dass es bei diesem Schritt nicht darum geht, sich zu entspannen und die Angst oder andere Gefühle loszuwerden. Metaphorisch gesprochen geht es darum, die Schaufel loszulassen (das Bild von dem Menschen im Loch) oder das Seil loszulassen (das Bild vom Monster und dem Seil). Atmen Sie tief durch, entspannen Sie Ihre Muskeln und sagen Sie sich »Lass los …« – dadurch wird es Ihnen leichter fallen, sich an das Motto »Hände weg von der Angst« zu halten. Lassen Sie los und fühlen Sie, was Sie fühlen.

Akzeptieren und beobachten Sie Sorgengedanken. Das heißt, erleben Sie sie auf losgelöste Weise – in Defusion. Wenn Ihre Sorgengedanken eher automatisch einsetzen, machen Sie sich den Unterschied zwischen sich selbst und Ihren Gedanken bewusst und erkennen Sie Ihre Gedanken als Inhalt und sich selbst als Kontext an. Beachten Sie, dass das Beobachter-Selbst größer ist als Ihre Sorgen, die nur ein Teil Ihrer Erfahrung sind. »Schwenken Sie die Kamera zurück« und erinnern Sie sich, dass Sie das Gesamtbild, nicht die Ameise sind (das Bild vom Gemälde und der krabbelnden Ameise). Nehmen Sie Ihre Gedanken als Gedanken wahr. Argumentieren Sie nicht und verstricken Sie sich nicht in diese Gedanken. Lassen Sie sie vorüberziehen wie einen Fluss oder ein Fließband. Sie können eine oder mehrere der Defusionsübungen aus Kapitel 6 anwenden, um zu üben, diese Gedanken als Gedanken, losgelöst von ihren Referenten, zu erleben.

Achtsamkeit für den gegenwärtigen Augenblick. Während Sie die Beobachter-Perspektive beibehalten, aus der Sie Ihre Sorgengedanken betrachten, achten Sie gleichzeitig auf andere Gedanken, Gefühle und körperliche Empfindungen und geben Sie ihnen Raum. Machen Sie sich gezielt alle Elemente Ihrer Erfahrung im gegenwärtigen Augenblick bewusst. Achten Sie darauf, ob Sie Ihre Leistung beurteilen oder den spontanen Drang spüren, die Übung abzubrechen. Machen Sie sich insbesondere Denkmuster bewusst, die durch rückversichernde oder andere Vermeidungsstrategien darauf gerichtet sind, dem Erleben der Gefühle auszuweichen. Während Sie weiterhin Ihre Gedanken und Gefühle beobachten, nehmen Sie auch Ihre Umgebung wahr. Achten Sie auf Geräusche, Bilder, Gerüche und andere Sinneswahrnehmungen. Sie können auch einen schnellen Körper-Check durchführen oder einen Moment lang Ihre Atmung beobachten. Denken Sie daran, dass es nicht darum geht, sich von der Angst und Sorge abzulenken. Halten Sie die Sorgengedanken und Angstgefühle im Bewusstsein und schaffen Sie Raum für die weiteren Erfahrungen.

Die richtige Richtung einschlagen und voranschreiten. Üben Sie Akzeptanz und Achtsamkeit für alles, was mit Ihrer Erfahrung von Angst und Sorge verbunden ist, und halten Sie Ihren Entschluss zu diesem engagierten Handeln die vollen 30 Minuten hindurch konsequent aufrecht. Wenn Sie dem Drang nachgeben, die Konfrontation abzubrechen oder sich auf eine subtile Vermeidung einlassen, zum Beispiel zu beruhigenden Maßnahmen greifen oder sich ablenken, denken Sie daran, dass Sie sich einem Prozess, nicht einem Ergebnis verpflichtet haben, und nehmen Sie die Konfrontation einfach wieder auf. Wenn der tägliche Termin für die Konfrontation heranrückt, achten Sie auf möglicherweise auftretende innere Hindernisse und machen Sie sich bewusst, dass Ihr Entschluss zur Sorgenkonfrontation die Bereitwilligkeit zum Handeln umfasst. Die Entwicklung dieser Bereitwilligkeit ist Teil dessen, was Sie durch die Sorgenkonfrontation tun: Sie verwandeln diese Hindernisse in Fahrgäste und nehmen Sie mit auf die Reise.

Mit der Zeit werden die Schritte des KLAAR-Prozesses fließend ineinander übergehen. Sie werden feststellen, dass Sie zwischen den Schritten hin- und herwechseln können oder dass die Schritte sich überschneiden und vermischen. Das ist ganz normal und ein Zeichen, dass Sie sich die Fähigkeiten immer besser aneignen.

Handeln

Beim zweiten Teil Ihres Konfrontationsprogramms fangen Sie an, die wertorientierten Handlungen auszuführen, die Sie in Kapitel 8 ermittelt haben. Das sind die Aktivitäten, durch die Sie sich auf die kurzfristigen und langfristigen Ziele zubewegen, die mit Ihren Kernwerten übereinstimmen. Wenn Sie in der richtigen Richtung voranschreiten, werden Sie auf genau die Hindernisse stoßen, die Sie in Übung 8.7 ermittelt haben, ebenso wie auf einige unerwartete Barrieren. Die Konfrontation mit diesen Hindernissen gibt Ihnen die Möglichkeit, nicht nur Ihre Bereitwilligkeit zum Denken, Fühlen und Erleben weiterzuentwickeln, sondern auch Ihre Bereitwilligkeit zum Handeln. Indem Sie handeln und gleichzeitig den KLAAR-Ansatz anwenden, werden Sie diese Hindernisse in Fahrgäste im Bus verwandeln und sich gemeinsam mit ihnen in die angestrebte, wertorientierte Richtung voranbewegen.

Schauen Sie auf Ihre Werte-Karte

Sehen Sie sich die Werte-Karten, die Sie für jeden Kernwert in Kapitel 8 angelegt haben, genau an. Betrachten Sie die bei der Durchführung von Übung 8.6 zusammengestellten Handlungen. Achten Sie auf die Termine und Orte, die Sie für jede dieser Handlungen geplant haben, als Sie die Übung durchführten. Sind einige der Zeitpunkte, die Sie angesetzt hatten, bereits verstrichen? Sind Sie wie geplant mit Ihrem Handeln vorangekommen? Falls nicht, auf welche Hindernisse sind Sie gestoßen? Nehmen Sie wenn nötig Änderungen an den Terminen vor, die Sie für diese Aktivitäten angesetzt hatten. Achten Sie darauf, dass es zumindest ein paar Handlungen gibt, die Sie sofort ausführen können. Stellen Sie einen Plan für die Aktivitäten auf, die Sie im Laufe der folgenden beiden Wochen in Angriff nehmen wollen. Benutzen Sie einen Kalender dazu. Wenn Sie zu viele Termine haben, teilen Sie die Handlungen in kleinere Teilaktionen ein, von denen Sie einige sofort und einige später ausführen können. Machen Sie sich bewusst, dass Sie damit eine Verpflichtung zum engagierten Handeln eingehen. Es ist gut, zunächst langsam anzufangen und nur Aktionen zu planen, auf die man sich verbindlich festlegt.

Fangen Sie *jetzt* an

Der beste Zeitpunkt, um mit dem Handeln loszulegen, ist *jetzt*. Denken Sie nicht, dass Sie erst den KLAAR-Ansatz bei der Sorgenkonfrontation meistern müssen, bevor Sie handeln. Sie können beide Teile des Konfrontationsprogramms gleichzeitig beginnen. Wenn Sie zum Beispiel im Laufe des Tages ansetzen zu handeln und dabei auf eine spezifische Sorge stoßen, die ein Hindernis darzustellen scheint, können Sie sich eine Notiz dazu machen und während Ihrer Konfrontationssitzung am Abend daran arbeiten. Gleichermaßen kann auch die Sorgenkonfrontation als Übung für die Anwendung des KLAAR-Ansatzes beim Handeln dienen.

Wenden Sie Ihre Fähigkeiten an

Halten Sie bei der konsequenten Fortsetzung der Aktivitäten, auf die Sie sich festgelegt haben, Ausschau nach Sorgengedanken und anderen potenziellen Barrieren. Machen Sie bei auftretenden Hindernissen mit der Aktion, der Sie sich verpflichtet haben, weiter, während Sie gleichzeitig die KLAAR-Schritte anwenden. **K**ennzeichnen Sie die Gedanken und Gefühle als Sorge, unter**l**assen Sie Versuche, sie kontrollieren oder abschütteln zu wollen, **a**kzeptieren Sie Ihre Gedanken, indem Sie sie in Defusion beobachten, begegnen Sie dem gegenwärtigen Augenblick und allem, was damit verbunden ist, mit **A**chtsamkeit, und setzen Sie Ihr engagiertes, wertorientiertes Handeln in der **r**ichtigen Richtung fort.

Wenn Sie scheitern

Denken Sie daran, dass Sie sich einem Prozess verpflichten, nicht einem Ergebnis. Wenn und falls es ihnen nicht gelingt, eine geplante Aktion konsequent durchzuführen, erlaubt Ihnen dieses Engagement für den Prozess, Ihre Aktivität neu zu planen und weiterzumachen. Auch wenn Sie Ihre Pläne alle konsequent umsetzen, werden Ihre Handlungen mitunter zu anderen als den beabsichtigten Ergebnissen führen. Sie stellen vielleicht fest, dass Sie sich manchmal in die falsche Richtung bewegen. Denken Sie daran, dass Wege, die Sie in eine wertorientierte Richtung führen, nicht immer gerade verlaufen. Wenn Sie sich entmutigt oder ratlos im Hinblick auf Ihre Ziele fühlen, kehren Sie zu Ihrer Liste mit Kernwerten zurück. Überprüfen Sie, ob die Ziele, die Sie gewählt haben, immer noch diesen Werten dienen. Passen Sie Ihre Handlungspläne neuen Erkenntnissen an, und erneuern Sie Ihren Entschluss, in der richtigen Richtung voranzuschreiten und unter Verwendung Ihrer Fähigkeiten weiterhin engagiert zu handeln.

Fortschritte

Wenn Sie weiter in der richtigen Richtung voranschreiten, Ihr wertorientiertes Handeln fortsetzen, Ihre Fähigkeiten üben und entlang des Weges Ihre innere und äußere Bereitwilligkeit weiterentwickeln, planen und bestimmen Sie weiterhin jene Handlungsschritte, die Sie Ihren Zielen näher bringen. Dabei werden Sie wahrscheinlich auf einige Hindernisse stoßen, die eher äußerer als innerer Art sind. Das letzte Kapitel dieses Buches befasst sich damit, wie Sie mehrere Fähigkeitsbereiche entwickeln und erweitern können, die Ihnen helfen werden, diese äußeren Barrieren erfolgreich zu bewältigen.

Kapitel 10

Fähigkeitsaufbau und Fehlersuche

Sie haben jetzt die Übungen in diesem Buch durchgearbeitet und wahrscheinlich ein besseres Verständnis der Wechselwirkungen zwischen Sorgengedanken, Angst und Sorgenverhalten gewonnen. Durch die Anwendung des KLAAR-Ansatzes haben Sie vielleicht schon festgestellt, dass Sie Gedanken und Gefühle, die Sie in wichtigen Lebensbereichen am Handeln gehindert haben, bereitwilliger erleben. Mit Hilfe der in Kapitel 8 beschriebenen Übungen zur Werteklärung haben Sie jetzt eine klarere Vorstellung davon, wie diese Handlungen im Einzelnen aussehen sollten.

Doch wie viele chronisch besorgte Menschen haben Sie möglicherweise immer noch Probleme mit bestimmten praktischen Aspekten des Planens und Handelns. Wer zu übersteigerter Sorge neigt, hat häufig über viele Jahre die Erfahrung gemacht, dass er sich von auftretenden Problemen überfordert und unfähig fühlt, mögliche Lösungen zu entwickeln. Wie in Kapitel 4 erörtert, verwechseln viele Betroffene das Sorgenmachen mit Problemlösung und Planung. Sogar wenn sie in der Lage sind, eine mögliche Lösung und einen Umsetzungsplan zu entwickeln, haben manche Leute Schwierigkeiten, sich an diesen Plan zu halten, weil sie nicht gelernt haben, sich ihre Zeit einzuteilen. Wer schließlich Probleme mit der Selbstbehauptung hat, neigt unter Umständen dazu, zu viele Verpflichtungen einzugehen, und vermeidet es, um die notwendige Hilfe zu bitten. Die Schwierigkeiten, die besorgte Menschen mit diesen Fähigkeiten haben, können dazu führen, dass sie sich von den vielen Anforderungen in ihrem Leben überwältigt fühlen. Da sie nicht in der Lage sind, erfolgreich auf diese Anforderungen zu reagieren, reagieren sie stattdessen mit Sorge. In diesem Kapitel werden einige Grundstrategien vorgestellt, mit denen Sie Ihre Fähigkeiten in den Bereichen Planung, Zeitmanagement, Problemlösung und Selbstbehauptung verbessern können.

Planung

Wenn Sie sich große Sorgen wegen eines bestimmten Aspekts Ihres Lebens oder eines bevorstehenden Ereignisses machen, kann sich eine gewisse Planung in diesem Bereich als hilfreich erweisen. In Gedanken immer wieder potenzielle Ergebnisse durchzuspielen oder sich all die Dinge auszumalen, die schiefgehen können, ist keine Planung. Sie können feststellen, ob Sie gerade planen oder sich Sorgen machen, indem Sie sich das Ergebnis Ihres Denkprozesses bewusst machen: Wenn das Ergebnis eine Liste mit Aktivitäten oder vernünftigen Vorkehrungen ist, die man in die Wege leitet, dann handelt es sich um einen Planungsvorgang. Wenn das Ergebnis ein Anstieg der Angst und ein Verhalten ist, das durch Rückversicherung, Zögern und Vermeiden gekennzeichnet ist, dann machen Sie sich Sorgen. Gemeinsam ist den beiden Prozessen, dass man anfangs über künftige Ereignisse nachdenkt und sie antizipiert. Wenn dieser Prozess auf eine Eskalation der Sorgen hinausläuft, liegt es normalerweise daran, dass wir die Aufmerksamkeit auf Faktoren richten, die außerhalb unserer Kontrolle liegen (was alles geschehen könnte), und nicht auf die eigenen Handlungsmöglichkeiten.

Stellen Sie eine realistische Handlungsliste auf

Sich die Zukunft vorzustellen kann eine hilfreiche Methode der Handlungsvorbereitung sein. Eine Strategie, die sicherstellt, dass Sie planen, anstatt sich Sorgen zu machen, besteht darin, eine Liste möglicher Aktivitäten anzufertigen. Wenn Sie sich vorstellen und aufschreiben, welche Handlungen Sie ergreifen wollen, können Sie die beste Handlungssequenz bestimmen und potenzielle Probleme vorwegnehmen. Sobald Sie sich eines potenziellen Problems bewusst werden, können Sie sich Vorsichtsmaßnahmen überlegen, die das Risiko eines negativen Ausgangs minimieren. In diesem Fall sollten Sie diese Vorkehrungen Ihrer Liste vernünftiger Aktivitäten hinzufügen. Eine solche Liste ist ein nützliches Mittel, um zu bestimmen, wo die Planung endet und das Sorgenmachen beginnt. Solange Sie sich an Ihre Liste vernünftiger Aktionen halten, tun Sie alles, was Sie vernünftigerweise tun können. Wenn Sie feststellen, dass Sie alle Handlungen auf Ihrer Liste durchgeführt haben, aber immer noch über eine Situation oder ein Ereignis nachdenken, haben Sie die Grenze des Planens überschritten und fangen an, sich Sorgen zu machen. Angenommen, Sie planen zum Beispiel einen Umzug. Dann könnte auf Ihrer Liste stehen, dass Sie packen, Umzugsleute bestellen und einen Termin für die Schlüsselübergabe abmachen wollen etc. Sobald Sie die Liste zusammengestellt haben und bemerken, dass Sie an den bevorstehenden Umzug denken, fragen Sie sich: »Ist das etwas, das ich meiner Liste vernünftiger Handlungen hinzufügen kann?« Wenn die Antwort ja lautet, nehmen Sie den Punkt in Ihre Liste auf. Wenn die Antwort nein lautet, sind Sie dabei, sich Sorgen zu machen.

Planen Sie in kleinen Schritten

Wer vor großen oder komplexen Aufgaben steht, fühlt sich leicht überwältigt und entmutigt. Planung erlaubt uns, große Aufgaben in kleinere, handhabbarere Schritte zu unterteilen. Angenommen, Sie suchen einen neuen Job. Wie jeder weiß, der schon einmal vor dieser Herausforderung stand, kann das eine sehr beängstigende Vorstellung sein. Schon beim bloßen Gedanken daran geraten die Sorgen außer Rand und Band: »Was ist, wenn es keine freien Stellen gibt?«, »Was ist, wenn meine Qualifikation nicht ausreicht?« oder »Wie sieht es mit Zeugnissen und Referenzen aus?« Die Konzentration auf das große Ziel »einen Arbeitsplatz finden« kann Sorgengedanken, erhöhte Angst sowie Flucht- und Vermeidungstendenzen auslösen. Planung bedeutet, sich selbst die Frage zu stellen: »Welche Schritte gehören zur Jobsuche?« Indem man sich diese Frage beantwortet, kann man kleinere, überschaubare Aktionen auflisten. Zum Beispiel:

1. Lebenslauf überarbeiten
2. Stellenangebote durchsehen
3. Bewerbungsschreiben aufsetzen
4. Um Empfehlungsschreiben kümmern

Wer sich an den Computer setzt und sich sagt: »Ich muss unbedingt einen neuen Job finden«, stellt unter Umständen fest, dass er nicht weiß, wo er anfangen soll. Das kann eine lähmende Wirkung haben, die dazu führt, dass man an den Kühlschrank oder nach draußen flüchtet. Wer sich hingegen sagt: »Zuerst werde ich meinen Lebenslauf überarbeiten«, hat zumindest eine ungefähre Vorstellung davon, wie er anfangen soll und wie viel Zeit diese Aufgabe in Anspruch nehmen wird.

Jede Aufgabe lässt sich in eine Reihe kleinerer Schritte aufteilen. Wenn man feststellt, dass man sich von der Vorstellung, das Haus zu putzen, überfordert fühlt, kann man beschließen, einzelne Zimmer sauber zu machen. Die Wäsche wird in einzelnen Waschmaschinenladungen erledigt, ein Zimmer wird Wand für Wand gestrichen und ein Buch wird Kapitel für Kapitel geschrieben. Wenn Sie anfangen, Unternehmungen in kleinere Aufgaben zu unterteilen, kommen Ihnen vielleicht Gedanken in den Sinn wie: »Ich sollte fähig sein, mehr zu schaffen als das« oder: »Ich würde lieber alles auf einmal erledigen.« Die Frage ist, ob diese Gedanken unser Handeln fördern oder ob sie uns daran hindern, die Aktivität zu starten.

Verbinden Sie jeden Schritt mit einer festen Zeitangabe

In Kapitel 8 haben Sie gelernt, wie wichtig es ist, Handlungen zeitlich und räumlich festzulegen, um sie von dem Reich der Ideen in die Wirklichkeit zu verlagern. Sobald Sie eine Aufgabe in mehrere Teilaufgaben aufgegliedert haben, ist es wichtig, eine feste Zeit für die einzelnen Schritte anzusetzen.

Verwenden Sie einen Kalender. Ein Kalender ist die vielleicht hilfreichste Erfindung für Leute, die vieles zu erledigen haben, vorausgesetzt, man benutzt ihn richtig. Wenn Sie bislang keinen Kalender verwendet haben, ist es wahrscheinlich ratsam, ganz simpel anzufangen. Große, massige Terminplaner mit komplexen Organisationsmitteln und einer Fülle von Hightech-Spielereien können verschleiern, dass ein Kalender im Wesentlichen dem Zweck dient, eine Aktivität mit einer Zeit zu verbinden. Ihr Kalender sollte so klein sein, dass Sie ihn bei sich tragen können, aber groß genug, um etwas hineinzuschreiben. Für die meisten Leute empfiehlt sich die Art Kalender, bei der man immer eine Woche im Blick hat. Außerdem brauchen Sie nur einen einzigen Kalender. Überraschend viele Menschen, die überhaupt keinen Kalender benutzt haben, gehen dazu über, mehrere gleichzeitig zu verwenden. In ihrem Überschwang denken sie: »Wenn ein Kalender gut ist, sind zwei noch besser!« Andere benutzen sowohl einen Papierkalender als auch einen computergestützten. Die Notwendigkeit, sich daran erinnern zu müssen, in welchem Kalender man welche Informationen eingetragen hat, um »Doppelbuchungen« zu vermeiden, hebt den größten Nutzen des Kalenders wieder auf, der darin besteht, die Informationen zu bündeln und die Zeit fürs Handeln einzuteilen.

Setzen Sie Zeiten für bestimmte Aktivitäten fest. Seien Sie bei der Planung Ihrer Aktivitäten realistisch. Einer der häufigsten Fehler, die Menschen beim Planen machen, ist, dass sie zu viele Aufgaben in zu kurzer Zeit erledigen wollen. Bauen Sie Zeit für Pausen ein. Es ist besser, Zeit übrig zu haben, um sich einen Vorsprung bei Aufgaben zu verschaffen, die für später angesetzt sind, als ständig das Gefühl zu haben, einem zu ehrgeizigen Zeitplan hinterherzuhinken. Die Festlegung vernünftiger und erreichbarer Ziele fördert ein Gefühl von Erfolg und Leistung, das auf lange Sicht notwendig ist. Wer sich zu ehrgeizige Ziele setzt, hat schnell das Gefühl zu versagen, was eine potenziell lohnende Aufgabe zu einer negativen Erfahrung machen kann.

Scheuen Sie sich nicht, Ihren Zeitplan zu ändern. Verwenden Sie bei Ihrer Zeitplanung stets einen Bleistift! Das Leben ist kompliziert und verläuft nicht immer wie geplant. Werfen Sie nicht gleich die Flinte ins Korn, wenn äußere, praktische Ereignisse Sie von der Verfolgung Ihres ursprünglichen Plans abhalten. Überarbeiten Sie einen Plan, der nicht funktioniert, anstatt ihn gleich vollständig zu verwerfen. Wenn etwas dazwischenkommt oder Sie eine Aufgabe nicht in der vorgesehenen Zeit erledigen, verlegen Sie die Arbeit auf einen anderen Zeitpunkt und tragen Sie die Änderung in Ihren Kalender ein.

Hüten Sie sich vor übermäßiger Planung. Während ein gewisses Maß an Planung nützlich und hilfreich ist, um Aufgaben erfolgreich zu erledigen, kann ein Übermaß den Prozess der Bewältigung tatsächlich behindern. Ein verbreiteter Fehler besteht darin, eine extrem detaillierte Erledigungsliste zu erstellen. Sogar jemand, der nur minimale Pflichten hat, wird sich wahrscheinlich erschlagen fühlen, bevor er überhaupt angefangen hat, wenn er alles haarklein aufschreibt. Wenn möglich, sollten Sie überhaupt keine Erledigungslisten aufstellen, sondern die anstehenden Aufgaben einfach direkt in Ihren Kalender eintragen. Wenn sie im Januar an etwas denken, das irgendwann im April erledigt werden muss, reicht es, wenn Sie sich für Anfang

April eine Notiz in Ihrem Kalender machen. Wenn der April da ist, können Sie anfangen, die Einzelheiten zu planen. Wenn Sie trotz allem das starke Bedürfnis haben, eine Erledigungsliste anzulegen, versuchen Sie, diese auf Dinge zu beschränken, die Sie leicht vergessen, und beschränken Sie sich unter allen Umständen auf eine einzige Liste. Gelegentlich, wenn Sie mehrere kleinere Aufgaben haben, die in einer kurzen Zeitspanne erledigt werden müssen, kann es hilfreich sein, eine Erledigungsliste für die Tagesaktivitäten aufzustellen, die Sie dann noch am selben Tag nach Beendigung der Aufgaben wegwerfen können.

Zeitmanagement

Während zu Planungsfähigkeiten gehört, dass man sich die höheren Gesamtziele bewusst macht und diese in kleinere Handlungen aufgliedert, geht es beim Zeitmanagement darum, ganz praktisch einen Fuß vor den anderen zu setzen, um in der richtigen Richtung voranzuschreiten – um sich vom Plan zum ersten Handlungsschritt und konsequent bis zur Erledigung der Aufgaben voranzubewegen. Die beste Planung der Welt nützt nichts, wenn man nicht in der Lage ist, sich seine Zeit von einer Stunde zur nächsten erfolgreich einzuteilen. Menschen, die zu übertriebener Sorge neigen, fühlen sich von den Anforderungen tagtäglicher Aufgaben, Verpflichtungen und Termine häufig überfordert. Sorge kann die Wirkung dieser gewöhnlichen Stressfaktoren verstärken und die Fähigkeit, Dinge zu erledigen, beeinträchtigen.

Schauen Sie täglich in Ihren Kalender

Diesen Punkt kann man gar nicht genug betonen. Zu den Vorzügen eines Kalenders gehört, dass man sich nicht auf sein Gedächtnis verlassen muss. Also, nutzen Sie diesen Vorzug. Werfen

Sie mindestens einmal am Tag einen Blick in Ihren Kalender. Am besten Sie schauen täglich einmal morgens und einmal abends hinein. Der allabendliche Blick in den Kalender erinnert Sie daran, was Sie am nächsten Tag vorhaben, bevor Sie abends ins Bett gehen. Das ermöglicht die notwendigen Vorbereitungen (zum Beispiel Wecker stellen) und beugt Überraschungen in letzter Minute vor. Ein schneller Blick am Morgen frischt Ihr Gedächtnis auf und hilft Ihnen, sich auf die Aufgaben des Tages einzustellen.

Üben Sie Achtsamkeit, um die gerade anstehende Aufgabe zu bewältigen

Wenn vieles zu erledigen ist, wird man von der gerade anstehenden Aufgabe leicht abgelenkt, weil man bereits besorgt über die nächste nachdenkt. Es ist, als würde man zwei Aufgaben gleichzeitig erledigen, eine mit den Händen und eine mit dem Kopf. Das zehrt nicht nur an unserer Energie, sondern kann auch dazu führen, dass man insgesamt langsamer und schlechter vorankommt. Sobald Sie die Reihenfolge der Aufgaben festgelegt haben, sollten Sie sich erlauben, achtsam an jede Aktivität heranzugehen und sich bewusst auf Ihr derzeitiges Tun und alle Elemente der augenblicklichen Erfahrung zu konzentrieren. Achten Sie auf den Impuls, sich gedanklich der Vergangenheit oder Zukunft zuzuwenden, und versuchen Sie, im Hier und Jetzt zu bleiben. Wenn Sie befürchten, nicht genügend Zeit für alle Aufgaben zu haben, die Sie sich vorgenommen haben, und den Zeitplan abändern oder Probleme lösen müssen, versuchen Sie, dies zwischen einzelnen Aufgaben zu machen und nicht, solange Sie dabei sind. Wenn Sie planen, während Sie beim Planen sind, und arbeiten, während Sie bei der Arbeit sind, so kostet Sie das keineswegs zusätzliche Zeit, sondern führt im Gegenteil zu einer effizienteren Nutzung Ihrer Zeit und Energie.

Teilen Sie den Tag in Abschnitte auf

Wenn Sie Ihre Pläne für den Tag in Angriff nehmen, ist es hilfreich, den Tag in zwei oder drei Abschnitte zu teilen. Vor dem Mittag und nach dem Mittag ist ein guter Ansatz oder auch Morgen, Nachmittag und Abend. Auf diese Weise hat jeder Tagesteil seine eigenen Ziele. Seien Sie sich bei der Arbeit darüber im Klaren, was Sie bis Mittag erreichen wollen und was Sie nach dem Mittag in Angriff nehmen wollen. Denken Sie daran, sich realistische Ziele zu setzen.

Machen Sie Pausen und Minipausen. Es ist wichtig, sich selbst durch Pausen für konzentrierte Anstrengungen zu belohnen. Durch größere Unterbrechungen wie das Mittagessen oder einen längeren Spaziergang können Sie den Tag in Abschnitte teilen und mit einem gewissen Stolz auf die bereits erfolgreich bewältigten Aufgaben zurückschauen. Neben den größeren Pausen können auch kleinere Minipausen Ihnen helfen, produktiver zu sein. Kleine Auszeiten, in denen man die Glieder streckt, einen kleinen Spaziergang macht oder ein kurzes Telefonat führt, tragen dazu bei, dass man sich gestärkt fühlt und mit frischer Energie zur anstehenden Aufgabe zurückkehrt.

Kehren Sie nach den Pausen zu Ihrer Aktivität zurück. Damit Pausen effektiv sind, muss man dafür sorgen, dass sie nicht zu häufig sind und nicht zu lang werden. Versuchen Sie, sich kleine Ziele bis zur nächsten Pause zu setzen. Legen Sie fest, wann Sie die Aktivität wieder aufnehmen wollen, bevor Sie in die Pause gehen.

Bauen Sie eine Brücke von einer Aktivität zur nächsten

Um zu verhindern, dass Pausen einen Aktivitätsfluss zum Erliegen bringen, ist es hilfreich, eine Brücke zur nächsten Aktivität zu bauen, bevor man eine Pause macht. Anstatt die Arbeit sofort stehen und liegen zu lassen, nachdem Sie eine Teilaufgabe erledigt haben, sollten Sie einige Vorbereitungen für die nächste Aktivität treffen und erst dann die Pause einlegen. Auf diese Weise wissen Sie nach der Rückkehr aus der Pause bereits genau, wo Sie anfangen müssen, und können sich gleich an die Arbeit machen. Wenn Sie zum Beispiel einen Bericht schreiben müssen und einen Abschnitt fertiggestellt haben, könnten Sie vor der Pause die ersten ein oder zwei Sätze des folgenden Abschnitts formulieren. Den Anfang zu finden ist häufig der schwierigste Teil einer Aufgabe. Wenn man sich eine Brücke zur nächsten Aktivität baut, spart man die Zeit, die man andernfalls vielleicht mit der Entscheidung verbringt, was man als Nächstes tun oder wo man anfangen soll. Sie können das auch bei größeren, komplexeren Aufgaben machen, indem Sie eine Brücke zur Arbeit des folgenden Tages oder zwischen den Aufgaben dieser und der folgenden Woche bauen.

Die Reihenfolge für Erfolg: Das »Premack-Prinzip«

Sie können Ihre Produktivität weiter steigern, indem Sie Aktivitäten, die Sie häufig ausführen, als Belohnung für die Erledigung von Aufgaben nutzen, die irgendwie immer liegen bleiben. Die Strategie, dass man ein Verhalten, das selten gezeigt wird, mit einem Verhalten belohnt, das man gern und häufig an den Tag legt, ist das sogenannte Premack-Prinzip, benannt nach dem Wissenschaftler, der es erstmals beschrieben hat (1962). Im Grunde besagt es, dass man »*zuerst* den Müll rausbringt und sich *dann* den Videospielen widmet« oder »*zuerst* sein Gemüse isst und *dann* den Nachtisch«. Angenommen, Sie legen großen Wert auf das Verhalten »sportliche Betätigung«, das bei Ihnen allerdings selten auftritt, während das Verhalten »Fernsehen« bei Ihnen sehr häufig vorkommt. Nach dem Premack-Prinzip würden Sie planen, erst Sport zu treiben und anschließend fernzusehen anstatt umgekehrt.

Das klingt, als sei es einfach gesunder Menschenverstand, aber vielen Menschen fällt es schwer, auf die Reihenfolge ihrer Aktivitäten zu achten. Angenommen, Sie möchten vier Dinge tun, wenn Sie heute Abend nach Hause kommen: ein paar Rechnungen bezahlen, einen Freund anrufen, das Badezimmer putzen und ein bisschen fernsehen. Wenn Sie so gestrickt sind wie die meisten Menschen, wird die Reihenfolge dieser vier Aktivitäten eine entscheidende Rolle dabei spielen, ob Sie diese Dinge erledigen werden oder nicht. Was wird wahrscheinlich bei der folgenden Reihenfolge geschehen?

1. Freund anrufen
2. Fernsehen
3. Badezimmer putzen
4. Rechnungen bezahlen

Die angenehme Beschäftigung des Fernsehens könnte leicht den gesamten Abend ausfüllen und Ihnen helfen, die restlichen beiden Aktivitäten unter den Tisch fallen zu lassen. Ein besserer Ansatz wäre, die Reihenfolge umzukehren. Das einzige Problem dabei ist, dass die Belohnungen in diesem Fall zu lange auf sich warten lassen. Die Aussicht, die Rechnungen zu bezahlen *und* das Badezimmer zu putzen, ist möglicherweise derart erdrückend, dass Sie beides auf ein anderes Mal verschieben. Außerdem möchten Sie nach der Bezahlung der Rechnungen wahrscheinlich eine Pause machen, bevor Sie sich aufs Badezimmer stürzen. Wenn wir das Premack-Prinzip anwenden und niederfrequente mit hochfrequenten Aktivitäten abwechseln, bekommen wir folgende Reihenfolge:

1. Rechnungen bezahlen
2. Freund anrufen
3. Badezimmer sauber machen
4. Fernsehen

Bei dieser Sequenz bringen Sie das sehr selten auftretende Verhalten »Rechnungen bezahlen« hinter sich und können sich sofort anschließend damit belohnen, dass Sie einen Freund anrufen. Auf diese zeitlich begrenzte Aktivität folgt die Reinigung des Badezimmers, bevor Sie sich der potenziell unbegrenzten Beschäftigung des Fernsehens widmen.

Setzen Sie Prioritäten bei Ihren Aktivitäten

Nicht alle Aktivitäten sind gleichwertig, und einige sind dringender als andere. Wenn Sie überlegen, was Sie Ihrer Planung zufolge jeden Tag erreichen wollen, bedenken Sie, dass jede Aktivität sich in zweierlei Hinsicht einstufen lässt – nach ihrem Wert und ihrer Dringlichkeit.

Die dringenden Aufgaben zuerst. Wenn Sie Prioritäten bei Ihren Aufgaben setzen, ist es in Ordnung, sich zunächst auf die Dringlichkeit zu konzentrieren. Eine Methode, dies zu tun, besteht darin, jeden Punkt wie folgt einzuordnen:

Priorität A: Extrem dringend, muss heute noch erledigt werden
Priorität B: Muss bald erledigt werden, aber nicht unbedingt heute
Priorität C: Muss irgendwann erledigt werden

Wenn die Zeit knapp wird, versuchen Sie, zunächst alle Aufgaben mit Priorität A zu erledigen. Beachten Sie, dass die Arbeiten, die heute Priorität B haben, morgen Priorität A haben. Priorität C lässt sich auf einen weniger hektischen Tag verlegen.

Seien Sie vorsichtig mit Priorität C. Häufig sind die Aufgaben oder Aktivitäten mit der geringsten Dringlichkeit auch diejenigen, die den größten Wert in Ihrem Leben haben. Aktivitäten wie »Zeit mit nahestehenden Menschen verbringen«, »die Natur erleben«, »Entspannen« oder »etwas Neues lernen« werden selten als dringend angesehen, können aber sehr wertvoll sein. Achten Sie auf Aktivitäten, die immer wieder aufgeschoben werden, und arbeiten Sie einen Plan aus, um Zeit dafür zu schaffen. Dazu könnten Sie zum Beispiel einen Tag oder Nachmittag in Ihren regelmäßigen Zeitplan einbauen, der speziell für diese nicht dringenden, aber sehr wertvollen Aktivitäten vorgesehen ist.

Was tun Sie, wenn nichts fertig wird?

Wenn nicht alle Aufgaben so erledigt werden wie geplant, achten Sie darauf, was stattdessen geschieht. Wenn Sie feststellen, dass Sie den ganzen Morgen nichts fertig bekommen haben, machen Sie sich bewusst, dass Sie zweifellos *irgendetwas* getan haben. Was war das? Wenn Sie darauf achten, was Sie anstelle Ihres geplanten Verhaltens tun, können Sie Ihre Problemlösungsfähigkeiten anwenden und künftig vielleicht vermeiden, in dieselben Fallen zu tappen. Wenn notwendig, führen Sie über ein oder zwei Tage genau Buch über all Ihre Aktivitäten. Analysieren Sie Ihre Aufzeichnungen, um herauszufinden, wo Sie vom geplanten Weg abgewichen sind. Wenn Ihnen auffällt, dass das Durchsehen Ihrer E-Mail-Eingänge während einer Minipause zu einem zeitaufwendigen Mailaustausch führt, der Sie von Ihrem Plan abbringt, könnten Sie beschließen, die E-Mails seltener und später am Tag zu checken, nachdem Sie die Aufgaben abgeschlossen haben, die Sie eher vermeiden. Vielleicht stellen Sie auch fest, dass Sie Dinge erledigen, die Ihnen dringender erscheinen als die geplante Aufgabe; in diesem Fall könnten Sie versuchen, für diese eiligeren Anliegen einen festen Termin zu bestimmen, der nicht mit der Aufgabe in Konflikt gerät, der Sie ausweichen.

Begrenzen Sie »unbegrenzte« Aktivitäten

Wir sind von allen erdenklichen Möglichkeiten passiver Beschäftigung umgeben, die leicht unbegrenzte Zeit in Anspruch nehmen können und aktivere, produktivere oder befriedigendere Möglichkeiten ausschließen. Ein durchschnittlicher amerikanischer Haushalt verfügt heute über mehrere Fernseher, häufig mit über fünfzig Programmen. Digitale Abspielgeräte machen es möglich, Tausende Songs bei sich zu tragen, wo immer man hingeht. PCs bieten ein stetig wachsendes Angebot an Spiel, Information und Unterhaltung. Medienoptionen verschaffen uns wichtige Anregungen, Informationen und auch notwendige Ablenkung, aber das Problem liegt in dem unbegrenzten Wesen dieser heute bestehenden Möglichkeiten. Man kann durchaus jede wache Minute mit Schalten, Klicken und Zappen verbringen, ohne das Angebot an potenziell interessanten, spannenden und zeitaufwendigen Erfahrungen auszuschöpfen. Es ist wichtig, den Wert dieser Aktivitäten mit anderen Werten im Leben zu vergleichen, wenn man sich entscheidet, wie viel Zeit man ihnen widmen will. Noch wichtiger ist, dafür zu sorgen, dass man tatsächlich bewusste Entscheidungen darüber trifft, wie viel Zeit man in Medienoptionen investieren will. Wenn man sich nicht darüber im Klaren ist, wie lange man jeden Tag mit Fernsehen, Musik, Spielen oder Surfen im Internet verbringt, empfiehlt es sich, einmal für eine Woche lang Buch darüber zu führen.

Problemlösung

Wissenschaftler haben festgestellt, dass Menschen, denen es schwerfällt, Probleme zu lösen, dazu neigen, ein Problem auf unbestimmte und verallgemeinernde Weise zu betrachten. Zudem konzentrieren sie sich häufig ausschließlich auf die Folgen des Problems und bringen keine potenziellen Lösungen hervor. Marty, dem Pizzafahrer, geschah Folgendes:

Marty, der Pizzafahrer

Marty arbeitete als Fahrer bei einem Pizza-Lieferservice. Er musste zwar sein eigenes Auto für die Auslieferungen benutzen, aber sein Chef bezahlte das Benzin. Mit seinem Stundenlohn und den Trinkgeldern verdiente er mehr als genug, um seine moderaten Lebenshaltungskosten zu decken. Es lief gut für Marty. Er hatte schon fast genug Geld zusammengespart, um sich seinen langgehegten Traum von einem funkelnagelneuen Motorrad zu erfüllen, als sein altes Auto plötzlich anfing, ihm Ärger zu machen.

Zwei Mal in einem Monat war der Wagen nicht angesprungen, wodurch Marty nicht zu seiner Schicht antreten konnte und viel Geld fürs Abschleppen und die Reparatur zahlen musste. Nach dem zweiten Mal hatte sein Automechaniker gemeint, es sei vielleicht an der Zeit für ein neues Auto. Damit hatte Marty nicht gerechnet. Wenn er sich ein neues Auto anschaffte, würde er nie in der Lage sein, sich das Motorrad, auf das er sparte, zu kaufen. Andererseits brauchte er unbedingt einen Wagen, um die Pizza auszuliefern. Ein neues Auto bedeutete kein Motorrad, aber kein Auto bedeutete keinen Job, kein Einkommen und daher kein Motorrad, keine Miete, kein Essen, kein Leben! Während Marty seine Pizzas auslieferte, machte er sich Sorgen darüber, wie lange sein Auto noch durchhalten würde. Er machte sich Sorgen darüber, was geschehen würde, wenn er noch weitere Schichten verpasste. Er hatte bereits seine Ersparnisse für das Motorrad angegriffen, um die letzte Autoreparatur zu bezahlen. Wenn er mehrere Tage nicht arbeiten konnte, würde er seine Ersparnisse nutzen müssen, um den Verdienstausfall auszugleichen, wenn die nächste Miete fällig war. Was wäre, wenn er seine Ersparnisse für weitere Reparaturen aufbrauchte und das Auto schließlich doch verschrotten musste? Dann hätte er kein Auto und kein Geld mehr. Womöglich würde er schließlich als Obdachloser auf der Straße landen! Als er über diese ganzen Probleme nachdachte, geriet er allmählich in Panik. »Mein ganzes Leben geht den Bach runter!«, dachte er. »Das ist der Anfang vom Ende.«

Definieren Sie das Problem

Wenn das Nachdenken über ein Problem mit Angst einhergeht, kann sich die Wahrnehmung verzerren. Wie in Kapitel 4 ausgeführt, bezeichnet man diese voreingenommene Art der Informationsverarbeitung, bei der Bedrohungen größer und allgemeiner erscheinen können, als sie tatsächlich sind, als Hypervigilanz. Bei einer vagen, allgemeinen Wahrnehmung eines Problems empfindet man die Situation mitunter als so hoffnungslos, dass man nicht einmal mehr nach einer Lösung sucht. So war es auch bei Marty.

Beschreiben Sie das Problem so konkret wie möglich. Indem man die Parameter des Problems erfasst, wird deutlich, dass es sehr wohl begrenzt ist. Das trägt dazu bei, die eigene Zuversicht zu stärken und zu erkennen, welche konkreten Maßnahmen notwendig sind und welche nicht. Wenn zum Beispiel Marty sein Problem klar definieren würde, könnte es etwa folgendermaßen lauten: »Ich kann mich auf mein Auto nicht mehr verlassen. Ich brauche ein zuverlässiges Auto, wenn ich weiter Pizza ausfahren will.« Beachten Sie, dass sich die Definition des Problems auf das Auto und den derzeitigen Job beschränkt. Das ist etwas ganz anderes als Martys vage und allgemeine Betrachtung »dieser ganzen Probleme«. Wenn das Problem auf diese Weise abgesteckt wird, zeigt sich, dass die erforderlichen Aktivitäten sich auf das Auto oder den Job beschränken. Die Sorgen wegen des Einkommens im Allgemeinen, der fälligen Miete, des Angreifens von Ersparnissen oder der vermeintlich drohenden Obdachlosigkeit müssen nicht in Angriff genommen werden und liegen außerhalb der Grenzen dieses Problems.

Teilen Sie das Problem in kleinere Segmente auf. Indem man das Problem in seine Bestandteile aufgliedert, kann man jedes Element einzeln in Angriff nehmen. Jeder Teil eines komplexen Problems wird wahrscheinlich besser handhabbar sein als alle Elemente zusammen. Martys Problem zum Beispiel besteht aus folgenden Komponenten: Auto, Job und Motorrad. Wenn er das Auto-Element als Erstes in Angriff nimmt, könnte er überlegen, ob er ein Auto noch aus anderen als beruflichen Gründen braucht. Wenn er keine Pizza ausfahren müsste, könnte er dann vielleicht öffentliche Verkehrsmittel nutzen, bis er genug Geld für ein Motorrad zusammenhätte? Wenn Marty dann als Nächstes die Job-Komponente angeht, könnte er überdenken, wie viel ihm daran liegt, den Pizza-Job zu behalten, und welche anderen Möglichkeiten bestehen. Wenn er eine Arbeit fände, bei der er nicht ausliefern müsste, und sich ein Motorrad kaufen könnte, bräuchte er vielleicht kein Auto. Schließlich bleibt noch die Motorrad-Komponente: Ist das Motorrad wichtig genug, um einen Jobwechsel in Betracht zu ziehen? Wenn er ein schönes neues Auto hätte, wäre er dann bereit, den Kauf eines Motorrads hinauszuschieben? Wenn jeder Aspekt des Problems einzeln betrachtet wird, sind die aufgeworfenen Fragen einfacher und leichter zu beantworten.

Brainstorming

Sobald Sie die konkreten Parameter des Problems einmal geklärt haben, versuchen Sie, so viele Lösungen wie möglich zu entwickeln. Das nennt sich Brainstorming. Während dieser Phase der Problemlösung ist Ihr Ziel, so viele Ideen wie möglich zu entwickeln, ohne sie zu bewerten. Machen Sie sich keine Gedanken darüber, wie komisch oder unvernünftig die einzelnen Lösungen scheinen mögen. Viele Leute stellen fest, dass sie entmutigt werden und ihnen die Ideen ausgehen, wenn sie eine Lösung bewerten und zu dem Schluss kommen, dass sie nicht funktionieren kann. Das Brainstorming gibt Ihnen die Möglichkeit, so kreativ wie möglich zu sein, ohne den Fluss der Ideen durch kritische Bewertungen zu unterbrechen. Als Marty schließlich zu einem Brainstorming ansetzte, entwickelte er folgende mögliche Lösungen:

- Ein neues Auto kaufen, den Traum vom Motorrad begraben
- Einen billigen Wagen kaufen, weiter für neues Motorrad sparen
- Ein billiges Auto und ein billiges, gebrauchtes Motorrad kaufen
- Motorrad kaufen und versuchen, Pizza damit auszuliefern
- Motorrad kaufen und es gemeinsam mit Mitbewohner nutzen, im Austausch für dessen Auto
- Einen Job suchen, für den man kein Auto braucht
- Vermögen in Las Vegas verdoppeln, neues Auto und neues Motorrad kaufen

Vergleichen Sie immer nur zwei Lösungen gleichzeitig

Wenn Sie Ihr Brainstorming abgeschlossen haben, ist es an der Zeit, jede der potenziellen Lösungen zu bewerten und die beste auszuwählen. Es empfiehlt sich, dies auf systematische Weise zu tun, indem man immer nur zwei Lösungen auf einmal betrachtet. So fühlt man sich nicht von seiner eigenen Liste mit Möglichkeiten erschlagen. Vergleichen Sie zwei Optionen, wägen Sie für jede das Für und Wider ab. Wählen Sie dann die bessere der beiden Lösungen aus und streichen Sie die weniger praktikable. Vergleichen Sie dann die Gewinner-Lösung mit einer weiteren Option von Ihrer Liste und wiederholen Sie den Prozess, bis Sie bei den beiden besten Lösungsmöglichkeiten angekommen sind. Marty begann den Vergleich mit zwei relativ ähnlichen Optionen:

- Einen billigen Wagen kaufen, weiter für neues Motorrad sparen
- Ein billiges Auto und ein billiges, gebrauchtes Motorrad kaufen

Beim Vergleich wurde ihm bewusst, dass es sehr wichtig für ihn war, tatsächlich das erträumte funkelnagelneue Motorrad zu bekommen, und dass es sich lohnte, darauf zu warten. Wenn er tatsächlich einen Teil seiner Ersparnisse für ein günstiges gebrauchtes Auto verwendete, um seinen derzeitigen Job zu behalten, würde er weiter sparen, bis er sich das neue Motorrad kaufen konnte, das er wirklich wollte. Marty entschied sich für die erste Option und strich die zweite. Nachdem ihm klar geworden war, wie wichtig ihm ein neues Motorrad war, fiel ihm der nächste Vergleich leichter:

- Einen billigen Wagen kaufen, weiter für neues Motorrad sparen
- Motorrad kaufen und es gemeinsam mit Mitbewohner nutzen, im Austausch für dessen Auto

Martys Mitbewohner war ein netter Kerl, aber nicht gerade die Zuverlässigkeit in Person. Wenn Marty in das schöne neue Motorrad investierte, das er sich wünschte, würde er nicht wollen, dass sein Mitbewohner damit herumgurkte, während er selbst bei der Arbeit war. Ihm wurde klar, dass er lieber auf das neue Motorrad warten wollte, anstatt es sofort zu kaufen und dann teilen zu müssen. Wieder strich er die zweite Option von den beiden Möglichkeiten. Marty setzte diesen Prozess fort, verglich jeweils zwei Optionen zur Zeit, bis er bei der Lösung angekommen war, die ihm am besten erschien.

Denken Sie an Ihre Verantwortung

Von manchen unerwarteten Problemen ist man so überrascht und vor den Kopf gestoßen, dass man unter Umständen Mühe hat, in den Problemlösemodus zu wechseln. Man ist wütend über das Problem, weil man überzeugt ist, dass es eigentlich nicht da sein sollte. Diese Denkweise ist nicht besonders produktiv. Auch wenn man sich vielleicht wünscht, das Problem möge nicht existieren, wird durch sein Auftreten doch keine Grundregel des Universums gebrochen. Wenn überhaupt, lautet die Grundregel wahrscheinlich eher, dass letztendlich immer irgendwelche Probleme auftauchen.

Wenn Sie merken, dass Sie endlos mit einem Problem hadern und gar nicht dazu kommen, nach einer Lösung zu suchen, spiegelt sich darin möglicherweise Ihre innere Überzeugung wider, dass Sie nicht die Macht haben, etwas zu ändern oder die Ereignisse auf andere Weise zu beeinflussen. Es kann durchaus hilfreich sein, etwas Dampf abzulassen, weil es Stress abbaut und dazu beiträgt, die notwendige Empathie und Unterstützung von anderen zu erhalten. Doch an dem eigentlichen Problem wird es wenig ändern. Manchmal ist es ratsam, sich daran zu erinnern, dass man ein intelligenter Erwachsener mit Sprach- und Denkfähigkeiten ist, der unterschiedliche Antworten auf eine schwierige Frage finden kann. Die Anerkennung dieser grundlegenden Verantwortung im Sinne unserer »Antwort- und Reaktionsfähigkeit« kann dazu beitragen, den Übergang vom Hadern und Klagen zur Problemlösung zu erleichtern.

Selbstbehauptung

Zu den Faktoren, die den Sorgenprozess verstärken können, gehört schließlich auch ein Mangel an entschiedenem, selbstsicheren Verhalten. Wer nicht weiß, wie er nein sagen soll oder wie man um die notwendige Hilfe bittet, hat häufig am Ende mehr auf dem Tablett, als er tragen kann. Diese Überlastung löst dann häufig Angst und Sorge aus. Wer sich in dieser Beschreibung wiedererkennt, wird feststellen, dass er am Ende weniger Sorgen hat, wenn er lernt, sich selbst besser zu behaupten.

Was ist Selbstbehauptung?

Selbstbehauptung bedeutet, die eigenen Wünsche und Bedürfnisse klar zum Ausdruck zu bringen, während man gleichzeitig die Wünsche und Bedürfnisse anderer respektiert. Wer sich selbst behauptet, tritt ehrlich, offen und bestimmt auf, ohne andere anzugreifen oder herabzusetzen. Man setzt sich für die eigenen Rechte ein, ohne die Rechte anderer zu missachten.

Selbstbehauptung ist etwas anderes als Aggressivität. Viele Menschen vermeiden ein entschiedenes, selbstsicheres Auftreten, weil sie nicht aggressiv wirken wollen. Aggressives Verhalten ist gekennzeichnet durch eine Haltung, die besagt »Ich gewinne, du verlierst«. Es geht von der Annahme aus, dass es keine Möglichkeit gibt, für die eigenen Rechte einzutreten, ohne die Rechte anderer zu verletzen. Deshalb greift man an, wenn man aggressiv ist, und zwingt anderen die eigenen Wünsche auf eine Weise auf, die ihre Rechte verletzt.

Ein entschiedenes, selbstsicheres Verhalten ist der Mittelweg. Wenn Sie sich die Möglichkeiten, eigene Gefühle und Bedürfnisse auszudrücken, als ein Kontinuum vorstellen, bei dem fehlende Selbstbehauptung das eine Extrem und Aggressivität das andere Extrem bilden, würde ein selbstsicheres Verhalten in die

Mitte fallen (Abbildung 10.1). Wer sich nicht selbst behauptet, verleugnet seine eigenen Bedürfnisse, ist gehemmt und lässt zu, dass andere die Entscheidungen für ihn treffen. Wer aggressiv ist, setzt die eigenen Bedürfnisse auf Kosten anderer durch, greift an und neigt dazu, Entscheidungen für andere zu treffen. Der Mittelweg der Selbstbehauptung bedeutet, dass man selbstsicher auftritt, die eigenen Wünsche äußert und seine eigenen Entscheidungen trifft.

Ein entschiedenes, selbstbewusstes Verhalten lässt sich in zwei grundlegende Fähigkeiten aufgliedern: die Fähigkeit, nein zu sagen, und die Fähigkeit, eigene Bedürfnisse und Wünsche zu äußern. Eine damit verwandte Fähigkeit ist, dass man Aufgaben delegieren kann.

Fehlende Selbstbehauptung	Selbstbehauptung	Aggressives Verhalten
Selbstverleugnung	selbstbewusst	egoistisch
gehemmt	ausdrucksfähig	Angriffshaltung
andere entscheiden	eigene Entscheidungen	für andere entscheiden

Abb. 10.1: *Selbstbehauptung ist der Mittelweg*

Nein sagen

Menschen, die bei unerwarteten oder überzogenen Forderungen nicht nein sagen können, hegen häufig eine Reihe von Überzeugungen oder glauben an vermeintliche Regeln, die das Neinsagen schwierig machen. Andere möchten gern nein sagen, wissen aber nicht genau, wie sie es anstellen sollen. In beiden Fällen kann diese Unfähigkeit dazu führen, dass man zu viele Verpflichtungen eingeht und durch den Versuch, anderen zu gefallen, seine eigenen wertorientierten Handlungen nicht konsequent durchführt.

Bestimmte Überzeugungen in Bezug auf sich selbst und andere erschweren das Neinsagen. Vielleicht sind Sie stolz auf Ihre Hilfsbereitschaft oder glauben, Neinsagen bedeute, dass man egoistisch oder gleichgültig sei. Wenn man mit einer Forderung konfrontiert wird, ist es hilfreich, seine Kernwerte im Sinn zu behalten. Auch wenn Hilfsbereitschaft vielleicht zu Ihren Kernwerten gehört, gibt es Situationen, in denen Sie eine Bitte abschlagen müssen, weil sonst andere Kernwerte verletzt werden. Wenn man zum Beispiel gebeten wird, Überstunden zu machen, so kann das unvereinbar mit dem Kernwert sein, Zeit mit nahestehenden Menschen zu verbringen. Es kann Situationen geben, in denen ein Nein genauso hilfreich oder noch hilfreicher sein kann als ein Ja.

Vielleicht denken Sie, dass Sie andere verletzen, kränken oder erzürnen, wenn Sie nein sagen. Manchmal kann das so sein. Das gilt insbesondere, wenn die Person, der Sie eine Bitte abschlagen, daran gewöhnt ist, dass Sie ja sagen. Doch sogar in diesem Fall sind die negativen Gefühle für gewöhnlich kurzlebig und dauern selten längere Zeit an, sobald die Leute sich an Ihre neuen Selbstbehauptungsfähigkeiten gewöhnt haben. Meistens reagieren die anderen jedoch von vornherein weit weniger gekränkt oder erzürnt, als man annimmt. Denken Sie an das letzte Mal, als Sie selbst jemanden um einen Gefallen gebeten haben und ein höfliches, aber eindeutiges Nein als Antwort erhielten. Wie verletzt, gekränkt oder wütend waren Sie? Wie lange hielt dieses Gefühl an?

Viele Wege führen zum Nein. Hier einige mögliche Variationen, die in unterschiedlichen Situationen angemessen sein können. Experimentieren Sie mit den Formulierungen, geben Sie ihnen eine persönliche Note und finden Sie heraus, welches Nein für Sie am besten funktioniert:

- Das unverblümte Nein: »Nein, dabei kann ich dir nicht helfen.«
- Das empathische Nein: »Nein. Ich weiß, du hast auf meine Unterstützung gehofft, aber ich kann dir leider nicht helfen.«
- Das begründete Nein: »Nein, ich arbeite an diesem Wochenende zu Hause an einem Projekt.«

- Das »Wenn doch nur«-Nein: »Nein, wenn ich das doch bloß früher gewusst hätte, dann hätte ich dir helfen können.«
- Das hilfsbereite Nein: »Nein, ich kann dir nicht helfen, aber hast du mal überlegt, XY zu fragen?«
- Das »Ja, aber Nein«-Nein: »Bei *dieser* Sache könnte ich dir helfen, kein Problem … aber bei *jener* Sache, nein, das ist leider nicht möglich.«
- Das gute Absichten-Nein: »Ich würde dir wirklich gern helfen, aber nein, es geht leider nicht.«
- Das Nein, ohne nein zu sagen (für Leute in Machtpositionen, wie Ihren Chef): »Ich bin sehr beschäftigt, welche dieser Aufgaben sollte also vorrangig behandelt werden?«

Bei allen diesen Möglichkeiten des Neinsagens ist das Entscheidende, dass Sie meinen, was Sie sagen, und dazu stehen. Wenn Sie eine dieser ablehnenden Statements benutzen und die Person, mit der Sie sprechen, Ihr Nein ignoriert oder in Frage stellt, versuchen Sie, es noch einmal auf genau die gleiche Weise zu sagen.

Üben Sie das Neinsagen mit Achtsamkeit. Wenn Sie seit langem gewohnt sind, allen Forderungen nachzukommen, ist es wahrscheinlich ratsam, das Neinsagen zu üben. Sobald Sie einmal entschieden haben, dass ein Nein in einer bestimmten Situation sinnvoll ist (weil diese Ablehnung Sie in Ihrem wertorientierten Handeln voranbringt und daher das Richtige ist), könnten Sie das Neinsagen mit einer Person Ihres Vertrauens üben. Probieren Sie einige der verschiedenen oben aufgeführten Nein-Statements aus. Wenn der Moment kommt, in dem Sie der Person, die eine Bitte oder Forderung stellt, tatsächlich die abschlägige Antwort erteilen müssen, so wird das vermutlich die ganzen Gedanken und Gefühle auslösen, die sich in der Vergangenheit als Hindernisse beim Neinsagen erwiesen haben. Wenden Sie den KLAAR-Ansatz bei diesen Gedanken und Gefühlen an, erkennen Sie sie an und beobachten Sie sie auf achtsame Weise, auch wenn Sie Ihren Entschluss, nein zu sagen, in die Tat umsetzen. Sie können das Neinsagen zunächst bei einfachen Bitten einer vertrauten Person üben. Sie können sie sogar wissen lassen, dass

Sie das Neinsagen üben. Achten Sie auf Schuld- oder Angstgefühle ebenso wie auf mögliche Selbstbeurteilungen oder Gedanken darüber, was die andere Person wohl von Ihnen halten mag. Unterlassen Sie Versuche, diese Gedanken und Gefühle kontrollieren oder vertreiben zu wollen, und lassen Sie es zu, dass Sie sie einfach als Teil dessen erleben, was beim Neinsagen geschieht. Achten Sie auf Ihr Erleben im gegenwärtigen Augenblick und bewegen Sie sich weiter in die richtige Richtung, indem Sie Ihren Entschluss zum Neinsagen in die Tat umsetzen.

Eigene Bedürfnisse und Wünsche äußern

Eine weitere Form der Selbstbehauptung besteht darin, andere um das zu bitten, was man braucht. Manchmal geht es dabei nur darum, eine ganz simple Bitte zu äußern. In anderen Situationen kann dazu gehören, dass man dem Verhalten anderer Grenzen setzt. Sie setzen Grenzen, wenn Sie eine Bitte oder Forderung abschlagen. Doch man kann auch Grenzen setzen, indem man selbst Forderungen stellt, anderen ein Feedback darüber gibt, wie man ihr Verhalten empfindet und welche Verhaltensänderungen man sich wünscht.

Die Äußerung eigener Wünsche und Bedürfnisse umfasst drei Schritte:

1. Die Tatsachen zusammenfassen
2. Zum Ausdruck bringen, wie man sich fühlt
3. Um das bitten, was man braucht

Eine gute Gelegenheit, die eigenen Bedürfnisse anzumelden, ist jede Situation, in der andere sich auf eine Weise verhalten, die Sie in Ihren persönlichen Rechten oder in Ihren Bemühungen um ein wertorientiertes Handeln beeinträchtigt. Wenn Sie zum Beispiel Wert auf eine ordentliche, aufgeräumte Wohnung legen und mit jemandem zusammenleben, der überall seine schmutzigen Klamotten liegen lässt, könnte es ratsam sein, fest und bestimmt für Ihre Bedürfnisse einzutreten.

Die Tatsachen zusammenfassen. Geben Sie zunächst eine objektive Beschreibung der Situation, die Sie als problematisch empfinden. Konzentrieren Sie sich auf die Fakten und äußern Sie keine Meinungen oder Urteile. Dieser Teil der Botschaft sollte so emotionslos wie möglich sein. Übertreiben und verallgemeinern Sie nicht. Vermeiden Sie es, Ihre Beschreibung auszuschmücken oder die andere Person abzustempeln. Konzentrieren Sie sich darauf, Ihre eigene Erfahrung mit »Ich-Aussagen« darzustellen, anstatt das Verhalten der anderen Person zu schildern oder mit »Du-Aussagen« zu arbeiten. Achten Sie auf die Unterschiede in den folgenden Statements, die das Problem der schmutzigen Kleidungsstücke zusammenfassen:

Selbstsicher: »Manchmal finde *ich* gebrauchte Socken auf dem Esstisch und schmutzige Hemden auf dem Fußboden.«

Aggressiv: »*Du* bist ein widerlicher Gammler (Abstempeln)! Im ganzen Haus (Übertreibung) lässt du immer (Verallgemeinerung) deine dreckigen, ekligen, stinkenden (Ausschmückung) Klamotten herumliegen!«

Bringen Sie Ihre Gefühle zum Ausdruck. Ihre Gefühle sind ein wichtiger Bestandteil der Botschaft, doch es ist wichtig, sie von den Tatsachen zu trennen. Wenn Sie die beiden in Ihrer Botschaft vermischen, kann das Verwirrung auslösen. Wenn man die Gefühle gesondert präsentiert, senkt man die Wahrscheinlichkeit eines Streits. Objektiv vorgetragene Tatsachen sind Tatsachen, Ihre Gefühle sind Ihre Gefühle. Bringen Sie Ihre Gefühle durch Worte zum Ausdruck. Fühlen Sie sich nicht gezwungen, Ihre Emotionen durch Gesten oder größere Lautstärke zum Ausdruck zu bringen. Vertrauen Sie darauf, dass Sie fähig sind, Ihre Gefühle durch Worte zu vermitteln. Fassen Sie sich kurz, wenn Sie Ihre Empfindungen schildern und achten Sie wiederum darauf, sich auf Ihre eigene Erfahrung zu konzentrieren und nicht auf das Verhalten der anderen Person – sagen Sie »ich« und nicht »du«.

Selbstbehauptung: »Wenn ich über deine herumliegende Wäsche stolpere, fühle ich mich frustriert.«

Aggressivität: »Wenn ich von deinem Dreck umzingelt bin, habe ich das Gefühl, dass *du* keinerlei Achtung vor mir hast und nicht mehr Verstand als ein Erdferkel.«

Um das bitten, was man braucht. Wer unglücklich über das Verhalten einer anderen Person ist, neigt dazu, sich darüber zu beklagen. Wenn etwas geschieht, das einem nicht gefällt, nimmt die eigene Unzufriedenheit in Gedanken leicht die Form einer Klage oder Beschwerde an. So denkt man vielleicht: »Sie macht das zu wenig« oder: »Er macht das zu viel« oder: »Irgendwas stimmt nicht mit dieser Person.« Wenn Sie einen Gesprächspartner mit einer Beschwerde in dieser ursprünglichen anklagenden Form, das heißt, in der Form, wie sie spontan in ihrem Kopf auftaucht, konfrontieren, so reagiert er meistens alles andere als empfänglich auf die Botschaft. Ein Grund dafür ist, dass wir es meistens als Kritik auffassen, wenn man Beschwerden an uns richtet. Die meisten Menschen reagieren auf Kritik, indem sie spontan in die Defensive gehen. Man kann die Wahrscheinlichkeit einer abwehrenden Haltung verringern, indem man die Beschwerde in eine Bitte umwandelt.

Es gibt viele Möglichkeiten, wie Leute sich verteidigen, wenn Sie mit einer Beschwerde konfrontiert werden. Häufig erklären sie, aus welchen Gründen der Vorwurf nicht wirklich stimmt. Alternativ erklären sie vielleicht, warum sie sich auf eine bestimmte Weise verhalten haben. Wenn man die Beschwerde in eine Bitte umwandelt, gibt man der anderen Person die Möglichkeit, so zu reagieren, wie man es sich wünscht. Wenn der andere Ihre Bitte abschlägt, hat er die Möglichkeit, seine Gründe zu erläutern. Außerdem ist er nicht durch den Versuch abgelenkt, sich zu verteidigen, was beide Gesprächsteilnehmer nur von ihrem eigentlichen Anliegen entfernt.

Wenn eine Beschwerde in Ihrem Kopf auftaucht, stellen Sie sich diese Beschwerde als das Rohmaterial eines unerfüllten Bedürfnisses oder Wunsches vor. Bevor Sie dieses Rohmaterial aus Ihrem Mund entfleuchen lassen, geben Sie ihm eine Form, auf die der andere positiv reagieren kann. Verwandeln Sie die Beschwerde in eine direkte Bitte. Sagen Sie, wenn möglich, bitte. Zum Beispiel:

Beschwerde: »Du hilfst mir nie beim Abwasch!«
Bitte: »Würdest du bitte nach dem Abendessen das Geschirr spülen?«

Versuchen Sie, die ersten beiden Schritte zu überspringen und direkt beim dritten Schritt anzufangen. Es ist nicht immer notwendig, die Fakten zusammenzufassen und zu sagen, was Sie fühlen. Wann immer möglich, sollten Sie direkt um das bitten, was Sie brauchen, und Ihre Beschwerden in einfache, direkte Bitten umwandeln. Vielleicht werden Sie überrascht feststellen, wie oft Menschen positiv darauf reagieren. Wenn es nicht funktioniert oder wenn Sie heftigere Gefühle aufgrund des Verhaltens einer anderen Person haben, können Sie den umfassenderen Ansatz wählen und alle drei beschriebenen Schritte durchführen.

Achten Sie auf Gefühle und Gedanken, die Ihnen in die Quere kommen. Vielleicht geraten Sie angesichts starker Gefühle wie Wut oder Groll in Versuchung, diese Vorschläge zu ignorieren. Wenn Menschen aggressiv Kritik üben oder zum Angriff übergehen, so verbirgt sich dahinter häufig die Überzeugung, dass sie diese Gefühle durch ein aggressives Verhalten leichter loswerden. Doch wenn Sie Gefühlen wie Wut oder Groll mit Achtsamkeit und Akzeptanz begegnen, werden Sie feststellen, dass die Emotionen schwächer werden, ganz gleich, ob Sie sich aggressiv verhalten oder nicht. Die Akzeptanz der Gefühle hilft Ihnen, sich für ein entschiedenes, selbstsicheres Handeln zu entscheiden anstatt für ein aggressives Auftreten.

Sie stellen vielleicht auch fest, dass Ihnen bestimmte Gedanken in die Quere kommen, wenn Sie um das bitten wollen, was Sie brauchen, wie etwa: »Ich sollte nicht fragen müssen« oder: »Das müsste sie eigentlich besser wissen.« Machen Sie sich bewusst, dass dies Ihre persönlichen Wünsche oder Präferenzen und keine Regeln sind. Es ist in Ordnung, sich bewusst zu machen, dass es einem nicht gefällt, eine bestimmte Bitte stellen zu müssen. Nehmen Sie diese Gedanken wahr, aber machen Sie trotzdem mit Ihrer Bitte weiter.

Aufgaben delegieren

Eine verwandte Fähigkeit, die ebenfalls ein entschiedenes, selbstsicheres Verhalten umfasst und sehr hilfreich ist, wenn man dazu neigt, sich zu viele Verpflichtungen aufzuladen, ist die Fähigkeit, Aufgaben zu delegieren. Das kann schwierig sein, wenn Sie eine Neigung zum Perfektionismus haben oder feste Vorstellungen davon, wie etwas erledigt werden sollte.

Achten Sie auf Hindernisse beim Delegieren. Bei vielen Menschen verbindet sich das Delegieren mit Ängsten und Sorgen darüber, ob die Aufgabe ordentlich erledigt wird. Man denkt vielleicht etwas wie: »Niemand wird die Arbeit so gut machen wie ich« oder: »Es wäre leichter, wenn ich es selbst täte, als jemand anderem zu erklären, wie es funktioniert.« All das sind potenzielle Hindernisse beim Delegieren, die man durch die Anwendung des KLAAR-Ansatzes bewältigen kann.

Machen Sie sich als Erstes bewusst, wie gut es wäre, bestimmte Aufgaben zu delegieren, weil Sie dadurch mehr Zeit für die Verfolgung wertvollerer Aktivitäten hätten. Schon das Delegieren einer einzigen Aktivität kann sehr viel ausmachen. Üben Sie das Delegieren, indem Sie sich damit konfrontieren, kleinere Aufgaben an Familienmitglieder und Kollegen zu übertragen. Achten Sie auf die dabei auftauchenden Gedanken und Gefühle und halten Sie sich an die Grundsätze des KLAAR-Ansatzes, um Ihre Bereitwilligkeit in diesem Bereich zu stärken.

Sie delegieren das Ergebnis, nicht den Prozess. Wenn Sie eine Aufgabe abgeben wollen, geben Sie sie tatsächlich ab. Wählen Sie die richtige Person für die Aufgabe aus und teilen Sie ihr mit, was getan werden soll. Wenn Sie das Ergebnis überprüfen, so ist das in Ordnung, doch wenn Sie sich ständig in die Einzelheiten der Vorgehensweise einmischen, haben Sie den Sinn des Delegierens nicht verstanden.

Lassen Sie sich Zeit, um neue Fähigkeiten zu meistern

Ob Sie in erster Linie Ihre Fähigkeiten im Bereich Planung, Zeitmanagement, Problemlösung oder Selbstbehauptung verbessern wollen, denken Sie immer daran, dass die Entwicklung neuer Vorgehensweisen und Methoden Zeit braucht. Werfen Sie den Kalender nicht gleich wutentbrannt gegen die Wand, wenn Sie einen Termin vergessen. Erwarten Sie nicht, die perfekte Lösung zu finden, nur weil Sie jetzt methodischer an die Problemlösung herangehen. Denken Sie daran, dass ein entschiedenes, selbstsicheres Auftreten keine Garantie dafür ist, dass Sie bekommen, was Sie wollen. Seien Sie darauf gefasst, dass andere Ihre neuen Selbstbehauptungsfähigkeiten auf die Probe stellen werden, indem sie ein bisschen lästern, schmollen oder feindselig reagieren. Machen Sie sich bewusst, dass Sie etwas Neues ausprobieren und dass dieser Versuch wahrscheinlich von einigen unangenehmen Gefühlen und anstrengenden Gedanken begleitet sein wird, die ihnen jedoch auch allesamt die Möglichkeit bieten, die Fähigkeiten des KLAAR-Ansatzes zu üben.

Gute Reise!

Dieses Buch hat Ihnen hoffentlich geholfen, die Sorgenfalle schneller zu erkennen und besser zu verstehen, wie sie zuschnappt. Wenn Sie früher in dieser Falle festsaßen, haben Sie vielleicht mit angestrengten Fluchtversuchen reagiert und verzweifelt um Kontrolle gerungen. Doch bei übertriebener Angst und Sorge ist dieser spontane menschliche Drang nach Kontrolle Teil des Problems, nicht der Lösung. Die Akzeptanz- und Commitment-Therapie bietet eine Alternative zur Kontrolle – Bereitwilligkeit. Durch die Schritte des KLAAR-Ansatzes haben Sie angefangen, die notwendigen Fähigkeiten zu entwickeln, um diesen neuen Kontext der Bereitwilligkeit auf Ihr Erleben von Angst und Sorge anzuwenden. Das Kennzeichnen auftauchender Sorgen ist der erste Schritt zu diesem veränderten Erleben. Wenn Sie jeglichen Versuch, Ihre Gefühle kontrollieren zu wollen, unterlassen, indem Sie sich in diese Gefühle hineinlehnen und Ihren Widerstand aufgeben, schaffen Sie Raum für eine neue Perspektive. Die Akzeptanz Ihrer Gedanken und Gefühle, die von Ihnen und den Dingen, auf die sie sich beziehen, getrennt sind (Defusion), macht Ihnen bewusst, dass Sie größer sind als Ihre Sorgen. Achtsamkeit für das Hier und Jetzt hilft Ihnen, diese Gedanken und Gefühle als Teil einer größeren Erfahrung einzuordnen, deren Beobachter Sie sind. Die Klärung Ihrer Werte und der damit verbundenen Ziele hilft Ihnen schließlich, die richtige Richtung einzuschlagen und voranzuschreiten und all Ihre Gedanken und Gefühle zu einem Teil der Reise zu machen.

Bon Voyage!

Dank

Die hier vorgestellten Ideen und Vorschläge spiegeln die Bemühungen vieler Wissenschaftler und Kliniker um ein besseres Verständnis von Sorge, Angst und anderen Elementen der menschlichen Grundsituation wider. Dieses Buch verdankt sein konzeptionelles Herzstück dem Wissenschaftler Steven Hayes, der – ebenso wie Kirk Strosahl, Kelly Wilson und andere – seine Ideen und die Ergebnisse seiner Forschung so offen mit uns allen geteilt hat. Das großzügige Wesen der Begründer von ACT hat es möglich gemacht, dass dieser Ansatz vielen Menschen helfen kann. Mein Verständnis von Angst und Sorge stützt sich außerdem auf die Arbeiten von David Barlow, Richard Heimberg, Susan Orsillo und Lizabeth Roemer.

Dieses Buch wäre nie entstanden ohne die Unterstützung und das Vertrauen vieler Personen, die meine Entwicklung in fachlicher ebenso wie in menschlicher Hinsicht gefördert haben. Sandy Evarts, Donald Jackson, Luciana Profaca und Felice Parisi haben im Laufe der Jahre alle eine entscheidende Rolle gespielt, indem sie mir ihr Vertrauen schenkten und ihr Wissen mit mir teilten. Jacqueline Persons ist für mich eine herausragende Lehrerin und Mentorin. Ich danke meiner Familie und den Menschen, die mir nahestehen, für ihre grenzenlose Unterstützung und immer noch anhaltende, unerschöpfliche Geduld.

Dank auch an Catharine Surker und Carole Honeychurch, meinen Lektorinnen bei New Harbinger Publications, die an dieses Projekt geglaubt und mir wertvolle Rückmeldungen und Anregungen gegeben haben.

Schließlich möchte ich mich bei meinen Studenten und Klienten bedanken, die alle dazu beigetragen haben, meinem Wissen und Handeln Gestalt und Bedeutung zu verleihen.

Literaturverzeichnis

American Psychiatric Association (1993): *Diagnostic and Statistical Manual of Mental Disorders*. 4. Aufl. Washington, DC: Author.

Borkovec, T. D., Hazlett-Stevens, H. und Diaz, M. L. (1999): The role of positive beliefs about worry in generalized anxiety disorder and its treatment. *Clinical Psychology and Psychotherapy* 6: S. 126–138.

Borkovec, T. D. und Sides, J. (1979): The contribution of relaxation and expectance to fear reduction via graded imaginal exposure to feared stimuli. *Behaviour Research and Therapy* 17: S. 529–540.

Dugas, M. J., Gagnon, F., Ladouceur, R. und Freeston, M. (1998): Generalized anxiety disorder: A preliminary test of a conceptual model. *Behaviour Research and Therapy* 36: S. 215–226.

Foa, E. B. und Kozak, M. J. (1985): Treatment of anxiety disorders: Implications for psychopathology. In: A. H. Tuma und J. D. Maser (Hrsg.), *Anxiety and the Anxiety Disorders*. Hillsdale, NJ: Erlbaum.

Hayes, S. C., McCurry, S. M., Afari, N. und Wilson, K. G. (1993): *Acceptance and Commitment Therapy: A Manual for the Treatment of Emotional Avoidance*. Reno, NV: Context Press.

Hayes, S. C., Strosahl, K. D., Bunting, K., Twohig, M. und Wilson, K. G. (2004): What is Acceptance and Commitment Therapy? In: S. C. Hayes und K. D. Strosahl (Hrsg.), *A Practical Guide to Acceptance and Commitment Therapy*. New York: Springer.

Hayes, S. C., Strosahl, K. D. und Wilson, K. G. (1999): *Acceptance and Commitment Therapy: An Experiential Approach to Behavior Change*. New York: Guilford Press. (Deutsch: *Akzeptanz und Commitment Therapie. Ein erlebnisorientierter Ansatz zur Verhaltensänderung*. 2. Aufl. München: CIP-Medien 2007.)

Lang, P. J., Melamed, B. G. und Hart, J. (1970): A psychophysiological analysis of fear modification using an automated desensitization procedure. *Journal of Abnormal Psychology* 76: S. 220–274.

Linehan, M. M., Kanter, J. W. und Comtois, K. A. (1999): Dialectical behavior therapy for borderline personality disorder: Efficacy, specificity, and cost effectiveness. In: D. S. Janowsky (Hrsg.), *Psychotherapy Indications and Outcomes*. Washington, DC: American Psychiatric Press.

Metzger, R. L., Miller, M. L., Cohen, M. Sofka, M. und Borkovec, T. D. (1990): Worry changes decision-making: The effects of negative thoughts on cognitive processing. *Journal of Clinical Psychology* 46: 78–88.

Premack, D. (1962): Reversibility of the reinforcement relation. *Science* 136: S. 235–237.

Rogers, C. (1961): *On Becoming a Person: A Therapist's View of Psychotherapy*. Boston: Houghton Mifflin. (Deutsch: *Entwicklung der Persönlichkeit*. 12. Aufl. Stuttgart: Klett-Cotta 1998).

Watson, J. P. und I. M. Marks (1971): Relevant and irrelevant fear in flooding: A crossover study of phobic patients. *Behavior Therapy* 2: S. 275–293.